産声のない
天使たち

Yuki Fukazawa
深澤友紀

朝日新聞出版

産声のない天使たち

はじめに

どうか、どうか泣いて。早く産声を聞かせて――。

3年前の秋の日、私は手術室のベッドの上から、祈るような気持ちで、生まれたばかりの我が子を見つめていた。

妊婦健診のたびに「順調」と言われて、元気な赤ちゃんを産めるものだと信じていた。だが、予定日間近の妊娠38週で胎動を感じなくなり、産院へ。「心拍が弱っている」と言われ、そのまま緊急帝王切開で出産した。

産声はなかった。手術室は緊迫した空気に包まれ、「おめでとうございます」の言葉もなかった気がする。息子は小児科医らの懸命の蘇生《そせい》処置を受けた後、「ミィー」と子猫のような産声をひとつ残して、ドクターカーでＮＩＣＵ（新生児集中治療室）のある総合病院へと運ばれていった。不安に押しつぶされそうな中で、か細い産声を聞けたことだけが、私の希望だった。

産声。それは、ただの「泣き声」ではない。それまで母親の胎盤からへその緒を通して酸素を得ていた赤ちゃんが、初めて自力で呼吸を始めたサインでもある。だから、母親たちは産声を聞いて元気に生まれたことを確認し、安心する。

ひとり産院に取り残された私は、病室に閉じこもり、ほかの赤ちゃんの泣き声が聞こえてくるたびに、両手で耳をふさいだ。息子はしばらく人工呼吸器をつけていて、泣くことができなかった。私の赤ちゃんは泣きたくても泣けないのに、と布団をかぶり、声を忍ばせて泣いた。

唯一、我が子にできることといえば、母乳を搾ってNICUへ運ぶことだった。ただ、入院中の産院は搾乳器が授乳室内にあり、ほかのお母さんたちが赤ちゃんを抱っこして直接授乳している中、私は部屋の隅でひとりうつむき、ときには涙を流しながら搾乳を続けた。人生であれほどみじめで切ない経験は初めてだった。

入院中、小さな棺が産院内に運び込まれてきたのを見た。少しふくらんだおなかをさすりながら廊下で泣きじゃくっている女性もいた。産院は天国と地獄が同居する場所なのだと、初めて知った。

息子は2カ月弱、NICUとGCU（新生児治療回復室）でお世話になり、退院した。脳がダメージを受けており、のちに「脳性まひ」と診断された。運動障害は残っているが、すくすくと成長し、私は仕事に復帰した。

それから約2年が過ぎようとしていた2016年の夏の終わり。幼なじみの祐佳《ゆか》(39)からLINEが届いた。

「あのね……赤ちゃんがね、今日……おなかの中で息を引き取ってしまって」

「ごめんねぇ、LINEでこんなご報告を。きっと声を聞いたらまた泣いちゃうと思って」

春に「妊娠した」と報告してくれたときの彼女の幸せそうな笑顔が思い浮かんだ。今、どれだけ涙を流しているのだろうと思った。そしてこれから、産声をあげない赤ちゃんを産むために入院する病院で、ひとりつらくて切ない思いをするのではないかと気が気でなかった。

出産は「病気」ではないし、妊娠すれば誰でも元気な赤ちゃんを産むことができると、多くの人が思い込んでいる。でも、出産は常に命の危険と隣り合わせ。不妊治療にはだいぶ光が当たるようになったが、出産をめぐる悲しい話は、なかなか表に出てこないし、家族や友人にも心を明かせずに苦しんでいる人はたくさんいる。また、声が表に出てきにくいことで、社会や医療現場での理解が進まない現実もある。ただでさえ、つらい思いをしている人たちが、配慮のない態度や悪気のない言葉でさらに傷つけられている。

私自身の出産の経験をふまえ、そういう声を拾い上げたいと思い、２０１６年の年末から取材をはじめ、雑誌「ＡＥＲＡ」に「みんなの知らない出産」というタイトルで４回の連載にまとめた。そのときに書ききれなかったことがたくさんある。この本は、お子さんを亡くされたお母さんやお父さん、生まれた子どもがＮＩＣＵに入院し、心も体も追い込まれた母親、そして医療者や専門家など、多くの方々に取材を重ねて書きあげた。みなさん、過去のつらい記憶を呼び起こして涙を流しながらも、ご自身の体験を役立ててほしいと、言葉を紡いでくださった。

実はたくさんの妊娠・出産のかたちがある。幸せなオーラに満ちた産院や産婦人科病棟の片隅で、暗闇に迷い込んで孤独な思いをしている人がいる。「元気な赤ちゃんが生まれました」の報告ができずに苦しんでいる人がいる。思い描いていた出産ができずに自分を責めている人がいる。この本を読んで、１人でも多くの人に、そんな優しい想像力を持ってもらえたらうれしい。

本書は「ＡＥＲＡ」２０１７年２月20日号〜３月６日号に掲載された短期連載「みんなの知らない出産」と、同年４月３日号に掲載された「共に生きる覚悟を育てていく」の記事をもとに大幅に加筆しました。年齢や肩書は２０１７年10月１日当時のものです。また、仮名のかたの氏名はカタカナ表記としました。

目次

第3章　天国へのお見送り

第4章　グリーフケアとは

第5章　NICUの現場で

第6章　命を守るために

第1章

生きられなかった我が子

1　「未滅菌」のトレーに載せられて

2016年も残り数日という昼下がり、私は東京・中目黒にある革製品の店「アールアトリエ　ドゥ　トラバイユ」を訪れた。道路を挟んだ向かい側には神社の大鳥居がそびえ、アトリエには巨木の木漏れ日がきらきらと降り注いでいる。

この店を夫婦で営む小花彩加《おばなあやか》さん（30）が口を開いた。

「妊娠8カ月、30週でした」

そう言うと、4年前のあの日のことを語り始めた。

結婚1年目、初めての妊娠だった。将来は絶対に子どもが欲しいと思っていたから、妊娠がわかったときは、飛び上がるほど喜んだ。

出産のために選んだ産院は、「ワンランク上のおもてなし」を売りにしていて、個人病院ながら最新機器を導入していた。分娩《ぶんべん》室にはスクリーンが設置され、好きな映像を流し、心地よい音とアロマオイルの香りに包まれて産むことができるという。出産後も、フルコースのお祝いディナーやアロママッサージもあり、人気の産院だった。

彩加さんは、おなかの子が男の子だとわかると、名前を高校時代から考えていた「海《あま》羽《は》」に決め、おなかをなでては「あまちゃん、あまちゃん」と話しかけた。健診で「少し小さめの赤ちゃんですね」と言われたことはあったが、出産に向けて不安は感じなかった。

妊娠30週の妊婦健診の日。いつものように診察室で横になった。院長の男性医師がおなかの赤ちゃんの様子をエコー（超音波）検査で確認する。

普段なら、胎児の様子を細かく教えてくれる院長が、画面を見つめたまましばらく何も言わない。

残酷な宣告が、沈黙を破った。

「赤ちゃんの心臓が止まっています」

その後の記憶がない。院長からの説明は全く耳に入らず、気がつくと病院の外の歩道に倒れ込んで泣いていた。

その2日前の夜、キッチンに立って夕食をつくっていたとき、おなかの中の赤ちゃんが、今までにないほど、ぐるんと大きく動いた。思えばあれが最後の胎動だった。その瞬間に亡くなったのかもしれない、と思った。

近くに住む母に迎えに来てもらい、なんとか自宅に帰った。しかし、これから一体、自分が何をすべきなのか、まったくわからない。病院に電話をかけて、母にもう一度説明を聞いてもらうと、亡くなった赤ちゃんはなるべく早くおなかから出したほうがいいとのことだった。しかも、生きている子と同じように陣痛を起こして産まなければならないという。それがどういうことなのか、実感がわかない。それでも、翌日入院することになった。あまちゃんが亡くなったことを受け入れられないまま、呆然と入院準備をした。

病院へ着くとベッドに寝かせられた。まだ出産準備に入っていない子宮口を無理に開くため、水分を入れると膨らむ「ラミナリア」という棒状の医療機器を子宮頸管に差し込まれた。入れるだけでものすごい痛みが襲い、ひとり悶《もだ》え苦しむ。一本でも耐えきれないほどの痛みなのに、これを1日かけて三十数本も入れた。徐々に膨らみ、さらに痛みが増す。

出産の痛みは生きて生まれてくるから受け入れられるものだ、と思った。赤ちゃんが死んでしまったのに、どうやってこの激痛に耐えればいいというのか……。おなかを切って早く出してほしい。涙が止まらなかった。けれども、それが痛いからなのか、悲しいからなのかよくわからなかった。

陣痛がうまく来ず、入院2日目には陣痛促進剤が投与された。しかし微弱陣痛が続き、なかなかお産が進まない。助産師が「今日は無理そうなので、明日にしましょう」と言う。陣痛室からいったん病室に戻って夕飯を二、三口食べたところで、突然今までと違う痛みが襲ってきた。そこから、バタバタと分娩室へと運ばれ、1時間も経たずに、あまちゃんは生まれた。その分娩室には、妊娠してから思い描いていた癒やしの音楽や映像も、アロマの香りもなかった。産声も聞こえない。静かで悲しい出産だった。

隣の陣痛室に戻ると、生まれたばかりの我が子が、看護師に連れてこられた。ソラマメのような形の金属トレーに敷かれた紙の上に載せられている。そのトレーには「未滅菌」と書かれたシールも貼られていた。思わず絶句した。

普通の赤ちゃんだったら、絶対こんな扱われ方はしないだろう。冷たいよね、かわいそうに。涙があふれてきた。

入院中は、廊下に響くほかの赤ちゃんの声を聞くのがつらくて、病室から一歩も出られなかった。亡くなったとわかった途端に、主治医が院長から別の医師に代わったのも「死んだ子はどうでもいいのか」と悔しかった。幸せな雰囲気に包まれた産院の中で、ただひとり、別世界にいる気がした。この場所から、一刻も早く逃げ出したかった。

多くの人は、妊娠がわかると、赤ちゃんが新たに加わる家族の未来をあれこれと思い描く。その明るい未来に、「誕生」とは正反対の「赤ちゃんの死」が待っていようとは想像もしないだろう。

医療の進歩などで、この50年で死産の件数は激減したが、それでも、2016年には2万934件あった（厚生労働省人口動態統計より）。うち自然死産が1万67件、人工死産が1万867件。出生数は97万6978件なので、100の出産のうち2・1件、50人に1人以上が死産という割合だ。

日本で死産は、厚生省令で「妊娠12週（4カ月）以後の亡くなった赤ちゃんの出産」のこととされている。一方、日本産科婦人科学会は赤ちゃんがお母さんのおなかの外では生きていけない妊娠22週（6カ月）より前に妊娠が終わることを「流産」と定義。妊娠12週未満を「早期流産」、12週以降22週未満を「後期流産」とし、「死産」は22週以降を対象としている。

日本産科婦人科学会のホームページによると妊娠の15％前後が流産に至るとの統計もあり、厚生労働科学研究班の調査では、妊娠歴のある35歳から79歳の女性のうち4割ほどが流産を経験していた。

なぜ、おなかの中で赤ちゃんが亡くなってしまうのか。妊娠22週以降の死産の原因を見ると、赤ちゃん自身の病気は2割強。そのほかは赤ちゃんがまだおなかの中にいるにもかかわらず、胎盤が子宮からはがれて赤ちゃんの酸素が足りなくなる常位《じょうい》胎盤早期剥離やへその緒のトラブル、感染症などで、25%は原因不明だ。聖路加国際病院女性総合診療部医長の山中美智子医師は言う。

「死産の大半が予測がつかず、突発的に起きている。誰にでも起きる可能性があります」

妊娠12週以降に子宮の中で胎児が亡くなった場合、子宮を収縮させる薬を使って人工的に陣痛を起こして出産する。

陣痛や分娩など、お産のときの痛みは、「鼻の穴からスイカが出てくるよう」「ダンプカーがおなかや腰の上を走るよう」などと表現されるほど激しい。それでも、長い期間おなかの中で一緒に過ごした我が子にもうすぐ会えると思うからこそ、その痛みを乗り越えられる。だが、産声を聞くことができないのに、その苦しみに耐えなければならない女性もいるのだ。妊婦や家族が帝王切開を希望することもあるが、今後の妊娠・出産も考えて、安全性の高い経膣《けいちつ》分娩を選択することが多い。遺体はその後、荼毘《だび》に付される。

こうした死産の実態を知る人は少ない。赤ちゃんを失った家族はその悲しみが周囲から理解されにくいため、孤独を感じ、同じ経験をした者同士で語ることはあっても、それ以外の人と死産について話す機会はほとんどないからだ。経験しない人にはわからないと思ったり、不用意な励ましに傷つくことを恐れたりして、話題にすることを避ける。そして、命は確かにおなかの中で存在していたのに、子宮内で亡くなった赤ちゃんは戸籍に記載されることはない。我が子の命がまるで無かったかのように扱われてしまう現実に、親たちの悲しみはますます深まる。

かつては赤ちゃんの死は、「ありふれた死」だった。食糧が十分でなく、医療事情が悪かった頃には、おなかの中で亡くなったり、生まれてすぐに亡くなったりする子が多かったからだ。出生数《しゅっしょう》が多く、死産も流産も、乳幼児の死も多かった昔と比べて、現代は出生数も死産も流産も減少した。体験者が少なくなり、赤ちゃんの死について周囲の人と共有することは難しくなった。

早くに亡くなった子どもは「水子《みずこ》」とされ、成人の墓とは別の場所に葬られていた時代もある。床下や庭先などに埋められ、葬式もしなかった。民俗学者の柳田國男《やなぎたくにお》はその理由をこう書いている。

「永らく使い古した魂には、若干の休養を与えねばならぬ。また少々ずつは汚れてもいた。これに反して清く新しくして急に不用になったいわゆる水子《みずご》の霊は、遠からずこれを再び世に出すために、大人に比べるとはるかに手軽の方法をもって、これを始末しておいたものらしい」（ちくま文庫『柳田國男全集7』「赤子塚の話」より）

1948(昭和23)年には優生保護法(現在の母体保護法の前身)が制定され、人工妊娠中絶が合法化された。厚生労働省のデータによると、1949年に10万件だった中絶件数は1953年に100万件を突破し、1955年には最高の117万件にも達した。この年の出生数は173万件で、妊娠した女性の4割が中絶していた計算になる。今でも、16万8015件(2016年)の人工妊娠中絶が行われている。ここには先に紹介した妊娠12週以上22週未満の人工死産の件数、1万867件も含まれている。

人工妊娠中絶のハードルが下がった一方で、医療が進んでエコー検査が普及し、おなかの中の赤ちゃんが見えるようになったことで、胎児が「ひとりの人間」として意識されるようになった。今では3Dや4Dエコーも登場し、立体的で、動く胎児の姿も見ることができる。小さくてもしっかりと人間の姿を確認でき、指しゃぶりをしたり、あくびをしたり。そのかわいい仕草を見た妊婦たちは、胸に抱く前から我が子への思いを募らせていく。現代の死産や流産は、まぎれもない「我が子の死」なのである。

2　無知が命を奪う

死産や流産などの赤ちゃんの死に直面した親たちが、医療関係者の言葉や対応に傷つけられることは少なくない。都内のテレビ局に勤める30代の女性は、流産をしたとき、助産師からの「よくあることだから落ち込まないで」という励ましに、かえって傷ついたという。

「こんなに悲しいのに、悲劇のヒロインにもなっちゃダメなのかと、心の行き場がなくなってしまった」

確かに、医療関係者から見れば、流産は「よくあること」かもしれない。でも、一度はおなかの中に宿った命を失う喪失感は計り知れないほど大きい。また、受精はしたものの着床が続かず胎嚢《たいのう》が確認されない「化学的流産」も、以前なら「少し生理が遅れた」程度で気づかないことが多かったが、市販の妊娠検査薬の精度が上がり、早くから陽性反応が出るようになったことなどから、喪失感を抱いてしまうケースも増えている。いまや、受精卵でさえも我が子の命だと感じる時代なのだ。

2013年に第2子の女の子を妊娠27週（7カ月）で死産した神奈川県の曉子《あきこ》さん（37）はこう言った。

「病院には、せめてひとつの命に誠実に対応してほしかった」

第1子のときは初めての出産で不安もあったため、万一のことを考えてNICU（新生児集中治療室）のある総合病院で出産したが、第2子のときは、土曜日にも妊婦健診が受けられる個人病院を選んだ。産休、育休を経てフルタイム勤務をしていたが、ただでさえ子どもの発熱で早退するなど職場に迷惑をかけてしまうことがあり、これ以上妊婦健診で平日に休みを取るのは難しいと思ったからだ。その判断を今でも後悔しているという。

おなかの中の赤ちゃんが亡くなる11日前のこと。仕事中に生理のような出血があった。仕事を早退させてもらって産院に行くと、「切迫早産」と診断された。医師には、とりあえず1週間は自宅で安静にするよう言われ、おなかの張り止め薬を処方された。その6日後の午後には下腹部痛が強くなり、再び鮮血の出血もあったため病院へ電話するが、電話口の助産師に「動けないほどの痛みでなければ翌日受診して」と冷たく対応され、自宅で様子を見ることに。

病院や医師へ不信感を抱く場面は何度もあった。出血があってから何度も通院したが、一度も入院の話は出ず、精密検査もされなかった。胎動についても注意は受けなかった。最初の出血から10日後には、下腹部の痛みとおなかの張りが不規則に出てきた。赤ちゃんの状態が心配で、ひと晩中眠れずに胎動を探し続けた。

明け方、動きを確認できたので、安心してひと眠りした後、念のために病院へ行った。「胎動が少ないんです」と伝えると、看護師が慌て出した。一度目のエコーでは心拍が確認できたが、別の部屋に移動して胎児の心拍をモニタリングするNST（ノン・ストレス・テスト）の機械をつけようとしたが心音が探せない。医師から心拍停止を告げられた。

涙は出なかった。逆に、普段以上に冷静になっていた。医師には一言、「母が来たら、ここに呼んでください」とだけ伝えた。

医師は、暁子さんを気遣う言葉もかけず、淡々と「亡くなったので処置します」と言って、翌日から入院して陣痛促進剤やラミナリアを入れて出産すると説明した。付き添っていた母親は「亡くなった子を産むのに、苦しまなければならないなんて……。ほかの方法で出産できないのか」と何度も医師に食い下がった。暁子さん自身は「自分だけ楽をするなんて亡くなった娘に申し訳ない」と思って、何も言い出せなかった。

病院から帰宅して、入院に向けて荷物を準備していた午後8時ごろ、自然に陣痛がきた。

午後9時ごろ病院に着いて破水。それから2時間半後に娘が生まれた。52時間もかかる難産だった長男のときと比べると、楽な出産だった。

「私の体に負担をかけないようにしてくれた娘の優しさを思うと、今でも胸が締め付けられるんです」

出産後、娘を抱かせてほしいと医師にお願いしたが、「このあと処置が必要なので」と言われ、すぐには会わせてもらえなかった。夜は夫が付き添ってくれたが、一睡もできず、翌日すっかり冷たくなった娘を抱きあげ、涙がこぼれた。さらに、火葬の日が入院中だったため、医師に外出を願い出たが、「体が回復していないから」と許可してもらえなかった。夫にデパートでベビー服やおもちゃを買ってきてもらい、棺に納めてもらった。あとで、実母と義理の両親、実姉と実弟が火葬場まで足を運んで娘の顔をなでてくれたと聞き、それがとてもうれしかった。母は、娘は私にそっくりだったと言ってくれた。

入院中も、病院側から配慮を感じることはなかった。病室には「出産おめでとう」と書かれた入院グッズが入ったバッグが置かれ、壁には授乳の方法が書かれたポスターが張られたまま。退院時の診察も、ほかの妊婦と一緒に待たされた。見舞いにきた姉がとても怒ってくれたが、自分にはそんな気力もなかった。人は本当につらいことが起きた時、感情が動かなくなるのだと知った。

夫から小さなお骨を受け取って、退院した。

産後1カ月健診のときには、夫も付き添ってきていたが、「男性禁制だから」と冷たくあしらわれ、夫は診察室に入れてもらえなかった。通常の妊婦健診なら納得もできるが、子どもを亡くした父親にあんまりな対応だと思った。

診察室では曉子さんひとりで医師と向き合った。調べてきたことや疑問をぶつけたが、誠意ある対応は得られなかった。

仕方なく、「どんなに時間がかかっても（胎盤の）病理検査の結果を知らせてほしい」と告げて帰ろうとしたとき、医師が机の引き出しからごそごそと検査結果が書かれた紙を取り出した。聞かれなければ隠し通そうとしていたのかと、怒りを通り越し、あきれた。

病理検査の結果票には、「絨毛膜羊膜炎《じゅうもうまくようまくえん》による胎盤機能低下」と書かれていた。おなかの赤ちゃんを包む膜に細菌が感染して起きる炎症で、早産の大きな原因とされているが、早期に発見すれば適切に治療することもできる感染症だ。

原因は私にあったのか——。曉子さんは、自分を責めた。

「出血やおなかの張りや痛みなど、さまざまな症状が出ていたのに、私は入院すらしなかった。私も担当医も知識と経験が不足していた。もし予見できれば有効な治療があったかもしれないと、今でも自分を責め続けています」

その後、次の妊娠に向け、別の医療機関で妊娠前外来を受診することにした。そのために、子宮内で亡くなった第2子のカルテの郵送を死産した病院に依頼したが、取りに来るように言われた。もう二度と近づきたくない悲しい記憶が詰まった場所なのに、だ。気持ちを抑えて受け取りに行ったが、医師に何を話しても、無反応で誠意が感じられない対応だった。手紙を書くことも考えたが、やめた。あの医師には何を言っても無駄だと思った。

その代わり、「私にできることは、多くの人に死産や流産の知識を持っていただくこと」だと、今回の取材を受けた。暁子さんは「無知が命を奪うこと、無知が人を傷つけることが本当に多い」と言い、こう続けた。

「娘は戸籍にも残らなかったけれども、確かに命として存在しました。医師にはただ、1つの命に誠意をもって対応してほしかった。この願いに気づいてくれる医療従事者が、1人でも増えてくれるよう願っています」

3　亡き息子と見た箱根駅伝

一般的に妊娠・出産は「幸せなこと」とされる。でも、これまでに書いたように誰もが幸せな妊娠・出産ができるとは限らない。そのことが社会で広く共有されていないことで、苦しむ女性たちがいる。

2015年12月に第2子を死産した神奈川県の真理子さん（32）は、いわゆる「体質が古い」会社に勤めていた。結婚したときは勝手に後任を探され、辞めるように仕向けられた。妊娠を伝えたときも「おめでとう」の言葉はなかった。2人目のときには、「はぁ？　また」とあきれられた。つわりがひどくても休めない。会社のトイレで胃酸や胆汁《たんじゅう》を吐きながら仕事を続けた。嫌な思いをしたことは数えきれないが、それでも仕事を辞めなかったのは、妊娠後に転職する自信や余裕がなかったこと、そして、第2子以降の妊娠のときは、長女が楽しんで通っている保育園を辞めさせたくなかったからだった。結婚しても妊娠しても退社しなかった自分を見て、「近い将来、辞めなければいけないと思って働く意欲を失いかけていたけど、仕事を続けられるんだ」と言ってくれた後輩たちの期待にも応えなければと思った。今、社内で結婚して辞める女性はいなくなったし、産休育休を取る人も増えている。自分の闘いは無駄ではなかったと思っている。

真理子さんが第2子の妊娠23週（6カ月）の健診に行ったときのことだ。普段無表情でボソボソとしゃべる男性医師が明らかに動揺していた。細い目を見開いてエコー画像を見ている。その横顔を見ながら、真理子さんは「ああ、何か見つけちゃったんだ」と思った。「今からほかの先生に見てもらいますね」。そう言われて部屋を移動し、女性医師のエコー検査を1時間以上受けた後、「心臓に異常が見られます」と告げられた。

信じられなかった。おなかの子は、驚くほどよく動き回り、子宮の壁を力強く蹴る子だった。心臓の具合の悪い子がこんなに動くわけない、きっと間違いだ、と思った。

その希望的観測は2週間後に打ち砕かれた。子ども専門の病院で「こんな重症な子はこれまで見たことない」と言われたのだ。

心臓以外に肺にも異常が見つかった。さらにおなかなどに液体がたまってむくんでしまう「胎児性水腫《すいしゅ》」も判明した。後の検査で、「無脾《むひ》症候群に伴う心形態異常」と診断名がついた。「無脾症候群」とは、生まれつき脾臓がなく、その合併症として心臓の形に異常が見られたり、内臓が逆の位置になったりしてしまう病気だ。

夫は仕事が忙しく、近くに頼れる身内もいない中で、フルタイムで働き、保育園に通う娘の送迎や子育てに追われる日々を送っていた真理子さん。加えて、妊婦健診や検査などで毎週のように通院しなければならない。病院へ行くたびにおなかの子の深刻な状況を伝えられた。

医師からは、「心臓の異常を考えると少しでも長くおなかの中で育てたいが、赤ちゃんのおなかに水が溜まる水腫が進行する前におなかから取り出さなければならない」と、矛盾することを言われた。生まれても手術ができない可能性が高い、と言われたときには、初めて泣いた。少し先の未来に「死」が待っていると思うと、怖くて手帳に妊娠週数を書けなくなった。

胎児は羊水を飲み込んで尿として出すことを繰り返して、肺呼吸の準備をしたり、腎臓機能を高めたりしている。通常は羊水の排出量と吸収量のバランスが保たれているが、真理子さんの赤ちゃんは胎児性水腫が原因でうまく羊水を吸収できず、真理子さんは羊水過多症になった。そこで、太い針を真理子さんのおなかに刺し、1、2時間かけて羊水を抜く措置を4度もした。針を刺すときには麻酔を打っても激痛が走る。破水のリスクもあるため、病院からは一泊入院をして安静にするよう勧められたが、夫の出張が重なり、長女を預ける先もなく、日帰りで処置を受けた。

妊娠30週（8カ月）を越えた頃、医師から「いつ死ぬかもわからないから、なるべく早く名前をつけてください」と言われた。生まれてくる子どもの名前を考えるとき、多くの親たちは明るい未来を想像し、どんな子に育ってほしいのか、ありったけの思いを込めるものだ。でも、真理子さんは「あまり夢がある名前をつけてもむなしくなってしまう」という後ろ向きな思いと、「名前ぐらいはしっかりつけてあげたい」という前向きな思いが心の中でごちゃまぜになり、なかなか決められなかった。街はクリスマスに向けてイルミネーションがきらめく季節。元気そうな赤ちゃんや幸せそうな妊婦を見るたび、「なんで私の赤ちゃんだけ……」と目を背けた。

おなかの子の様子を見て、出産予定日より4週間ほど早い、クリスマスの日に予定帝王切開で出産することに決まった。

その前日の朝方。いつもは羊水過多でおなかが圧迫されて夜中じゅう何度も起きるのに、このときは不思議と息苦しさを感じなかった。頭の中にきれいなお花畑が広がり目が覚めた。おなかの子の病気がわかってから初めて感じた穏やかで幸せな気持ちだった。再び目を閉じ、起きると、おなかの中は誰もいない静かな海のような感覚があった。息子はもう死んだのだと悟った。病院でエコー検査をすると、モニターに映る心臓は動かず、血液の流れも全くなかった。

我が子が亡くなった現実をすぐには受け入れられず、しばらく時間をもらって、年明けに無痛分娩で産むことが決まった。それなのに、結局クリスマスの夜に破水し、翌朝病院へ。土曜日で麻酔科医が確保できなかったため無痛分娩はできず、2日間陣痛と闘った。このとき、「最後まで苦しめるなんて」と、おなかの息子を憎らしいとさえ思った。

事前に病院に提出していたバースプランには「生まれたらすぐに抱っこしたい」と書いていた。でもできなかった。出産後すぐに抱っこしてしまえば赤ちゃんの体温が伝わってきてしまうだろう。それを受け止める自信がなかった。

出産の翌朝、母乳を止める薬を飲むよう勧められたが、少しでも息子の口に母乳を含ませたいし、火葬のときには棺に一緒に入れてあげたいと思って断った。乳首からは母乳がだらだらと出続ける。飲んでくれる赤ちゃんがいないのに体はお母さんなんだ、と泣けてきた。病理解剖をするかどうかも聞かれた。亡くなっているとはいえ、生まれたばかりの小さな体にメスを入れたくないという気持ちと、しっかり調べてもらうことで少しでも息子のことを知れるかもしれないし、誰かの役に立てるかもしれないという気持ちで揺れたが、お願いすることにした。解剖結果は、コピーしてスマホケースに入れている。見るのはつらいし落ち込んでしまうが、数少ない息子の生きた証《あかし》だ。身に着けていると一緒にいるような気がする。

ひとつ救いになったことがある。おなかの外に出たら苦しい思いをしたはずだった息子は、おなかの中で命を全うした。だからきっと苦しまずに天国へ行けたのだろうと思えた。大みそかに、亡くなった息子と一緒に退院し、自宅に帰った。年が明けて正月2日の午前中、息子を抱っこして、家のベランダから箱根駅伝を見た。力強く前へ前へと進む走者を見ながら、「どこかの大学に入って、走りたかったね」と話しかけた。

火葬する直前。葬儀業者のスタッフの手で棺の中に入れられようとする息子を見て取り乱した。狭いところを通ってやっと明るい世界へ出てこられたのに、またこんな小さくて真っ暗な箱の中に入れられるなんて、と申し訳なくてかわいそうで仕方なかった。炉の扉が閉まる瞬間を、今でもよく思い出してしまう。

産後しばらくは、どうしてこんなに悲しいお産があるのだろう、と考えてばかりいた。普通なら、人は生まれて死ぬ。だけど、おなかの中で亡くなり、その後に生まれた息子は、命日が先で、誕生日はその3日後だ。自分の息子だけどうして、と考えるたびに悲しみが増した。

心身とも苦しい妊娠・出産だった。けれども今は、度重なる余命宣告をはねのけ、妊娠36週まで生きた息子を誇らしく思う。4歳だった娘も一生懸命おなかの赤ちゃんを応援してくれた。生きて生まれてこられなかったが、息子にとっておなかにいた期間は立派な人生だったと思える。

4　つらくて幸せだった14日間

赤ちゃんの死には、死産や流産のほかに、生後４週未満に亡くなる「新生児死亡」もある。２０１６年には８７４人の新生児死亡があった。

出産時のトラブルで亡くなるケースもあるが、赤ちゃん自身が病気を持っている場合も多く、妊娠中に病気が見つかれば、中絶するのか産むのか、誕生後には集中治療をするのか治療をせずに家族で時間を過ごすのか、家族は難しい決断を迫られる。横浜市の麻里《まり》さん（36）は２０１３年に次女を出産後14日で亡くした。

妊娠初期の頃から、健診のたびに「赤ちゃんが小さめ」「成長が遅れている」と言われ、流産の可能性も指摘されていた。無事に夏を越えた妊娠22週（６カ月）の時、おなかの赤ちゃんの心臓に病気が見つかった。

その日、医師がエコー検査のときに心臓の画面をじっと見続けていたときから、嫌な予感がしていた。医師からは「左心《さしん》低形成症候群だと思われます」と告げられた。

医師の説明では、生まれても難しい手術が何度も必要で、たとえ成功しても長く生きられるかはわからないという。中絶可能な21週6日をすでに過ぎていたが、医師は「希望すれば手術します」と言った。その言葉に、違法なことを医師に提案させてしまうほど生きるのが難しい病気なのだと悟った。

それでも中絶しようとは思わなかった。夫とも相談し、「手術したら生きられるかもしれない」という希望にかけて、子ども専門の病院へ転院した。妊娠後期に虫垂炎になり、手術するというトラブルもあったが、家族と、多くの医師たちのサポートを経て、予定日5日前に自然分娩で出産した。

「やっと会えた」

おなかの中で10カ月頑張って生まれてきてくれた我が子に会えた喜びもつかの間、出産で疲れた体を休めることもできないまま、子の生死の決断を迫られた。医師の説明を聞き、赤ちゃんの手術をするかしないかを決めなくてはならない。

娘は体重1600グラムあまりと小さかった。高度な医療技術のある子ども専門病院だったが、過去に同じ病気でこれほど小さい赤ちゃんの手術の実績はないという。小さな体にメスを入れるのは残酷な気がした。生まれたばかりの娘を見ても涙しか出ない。ずっと手術に希望を抱いていた夫もためらうほど、娘は小さかった。夫婦で話し合い、出産から5時間後、夫から「手術はしません」と医師へ伝えた。

治療の代わりに家族の時間を手にした。

胸に抱いた娘に搾乳した母乳をスポイトで飲ませた。2歳だった長女も一緒に病院に宿泊し、家族4人で並んで眠る。ずっと願っていた「普通」の幸せの形だった。次女は「芽《め》生《い》」と名付け、たくさん呼びかけた。

生後約1週間が過ぎ、医療的措置をせずに頑張って生きている娘を見ているうち、できることなら手術して長く生きてほしいという気持ちが芽生えてきた。医師に「今からでも手術ができるのなら、していただけませんか」と頼んだ。そして生後14日目。手術中の心不全が原因で亡くなった。その日は4回目の結婚記念日だった。

いったんは手術をしないと決めたことで、家族で「普通に」過ごす時間が持てた。その後、手術に挑戦したことで、最後まで生きる望みを失わずにいられた。娘は短くても彼女の人生を生き、今も家族の中で生き続けている。

芽生ちゃんがお空にかえり、家族はまた日常に戻された。あまりのつらさに今後どう生きればいいのかわからなくなり、インターネットを頼った。あるサイトに、子どもを亡くすことは、「これ以上ない不幸」だとあった。ああ、自分は不幸になったんだと思った。不幸な親であることが長女に申し訳なかった。しかし時が経つにつれ、考えが変わった。確かに娘の死は不幸な悲しい出来事だった。それでも、自分や家族は不幸ではない。芽生はこの世に生まれて、家族にたくさん愛された。そして長女がいる。私たちは空で芽生と再会できるまでちゃんと生きよう、と。

ただ、もう一度妊娠する勇気は持てなかった。もし次の妊娠でも、おなかの赤ちゃんに何か病気が見つかったらと考えると怖かった。妹の死を理解していなかった長女が、火葬後に空っぽになった次女のベッドを見て「いなくなっちゃった」と大泣きしたのが忘れられない。もうこんな悲しい思いを二度とさせたくないと思った。

悲しみは静かにずっとある。たくさん写した芽生ちゃんの写真や動画も、未だに整理することができない。母子手帳や手形足形も箱にしまったままだ。

「妊娠は病気じゃない」と言われるが、生まれるまで何が起きるかわからないし、母子ともに命の危険もあることを知った。だから、芸能人が「安定期に入ったので」と妊娠報告するたびに、もしものときはあなた自身が傷つくのに、と勝手に心配してしまう。

麻里さんは言う。

「子どもが笑ってそばにいる。それってすごいことなんですよね。その幸せに気づけた。芽生がいてくれたから今の私があるんだと、あの子に感謝しています」

芽生ちゃんが亡くなった日は「家族の日」として大切に過ごしているという。

第2章

命をめぐる葛藤

1　ずーっとおなかを貸してあげる

医療における技術の進歩はめざましい。ほんの数年前には不可能だったことが、今では当たり前に行われていることもある。

出産もそうだ。たとえば、おなかの中の胎児の状態を見るエコー（超音波）診断を含む妊婦健診は、1970年代頃から一般的に行われるようになった。近年は画像精度が向上し、今では胎児を3D、4Dで見ることもできる。また、胎児の病気や異常を調べる「出生前診断《しゅつしょうぜんしんだん》」も珍しいことではなくなった。

2013年4月に導入された「新型出生前診断」は、妊婦の血液を調べることで胎児の染色体異常である「ダウン症（21トリソミー）」や「18トリソミー」「13トリソミー」の可能性がわかるもので、全国の医療機関でつくる研究チームの発表によると、4年間で計4万4645人が検査を受けた。検査を受ける人数も年々増加していて、4年目は検査を受けた人が前年より1200人ほど増え、1万4030人だった。「陽性」と判定され、羊水検査などの検査に進んで染色体異常が確定した605人の妊婦のうち、94％が人工妊娠中絶を選んでいた。

技術の進歩は、妊娠中に胎児の異常を見つけやすくしてくれた。しかしそれによって、産むのかおろすのか――。命をめぐって葛藤する妊婦がいる。

「はじめに」にも書いた私の幼なじみの祐佳《ゆか》が2016年に出生前診断を受けたのは、「お守りのつもりだった」という。待望の第1子を授かった妊娠17週（5カ月）のときだ。

夫婦ともにフリーランスで働いている。会社員のように収入が安定しているわけではないから、子どもに障害があってどちらかが働けなくなるのは避けたかったし、障害や病気があった場合に子どもに満足な治療や処置を選択してあげられるのだろうか、自分たちが先に死んだ後の我が子の人生がどうなるのか、そんな漠然とした不安から検査を受けたという。ただ、陽性反応が出ることは想像しておらず、検査を受けて我が子に太鼓判を押してもらおう、そんな軽い気持ちだった。

結果が出たのは1週間後。連絡を受けて、夫婦で近所のレディースクリニックへ行った。診察室に入る。

「ダウン症の確率は1100分の1と出ているので、まあ大丈夫でしょう」

医師の説明に、ほっと胸をなで下ろす。だが、続く言葉に不安がわいた。

「ただ、18トリソミーは16分の1、と出ているんです」

18トリ……ソミー？

祐佳にとって初めて聞く言葉だった。結果が書かれた用紙を見ると、これだけが突出して確率が高い。顔がこわばる。

医師は、「あくまでも確率を調べる検査だし、裏を返せば16分の15は大丈夫ということだから」と安心させるように説明してくれた。

ただ、羊水検査が陽性で妊娠をあきらめる場合、人工妊娠中絶ができるのは母体保護法で21週6日まで。今日は18週3日だ。検査結果がわかるまで3、4週間かかることから、医師からは「羊水検査をするかどうか早く決めたほうがいい」とアドバイスを受けた。

病院からの帰り道。祐佳も夫のヤスさん（39）も、会話らしい会話もせず、ただ黙々と歩いた。

帰宅後、祐佳はヤスさんに「ちょっと横になる」と告げてひとり寝室へ入った。布団に横になり、スマートフォンで「18トリソミー」を調べ始めた。

18トリソミーは、18番染色体が通常より1本多く3本あり、自然流産になることも多く、90％が死産になる。重い心臓病などを伴っていることが多く、生まれても生後1年まで生きられる確率は10％未満。根本的な治療法はない……。

そのときネット上に並んでいたのは、おなかの赤ちゃんの未来にとって絶望的な言葉ばかりだった。布団の中で声を殺して泣いた。

1時間ほど経っただろうか。寝室を出て、リビングへ戻ると、ヤスさんはソファに座ってスマホを見ていた。同じように、ずっと調べ続けていたのだろう。祐佳はこう切り出した。

「羊水検査のことなんだけど……」

「祐佳はどうしたい？」

2人は何時間もかけて話し合った。自分たちが障害のある子を育てることができるのか、おなかの子の命を早めにあきらめて次の命を育む時間にあてたほうがいいのではないのか、自分たちが子どもの命を奪ってもいいのか――。

祐佳の思いは決まった。

「妊娠する前は、もし赤ちゃんに障害があるのなら、あきらめようと思っていた。でも今こうしておなかの中に命がある。私はこの子の可能性を信じたい。もし18トリソミーでも、ほかの障害があったとしても、産みたい」

ヤスさんはこう答えた。

「そうだね、産もう。子どもの運命に賭けよう」

その心強い言葉に、祐佳はまた涙が止まらなくなった。

実はこの日の午前中、2人は婚姻届を出したばかりだった。祐佳は以前、産婦人科で妊娠しづらい体質と言われ、結婚して本格的に不妊治療を始めようとした矢先に妊娠が判明。そこで、日本の暦の上で最上の吉日とも言われる「天赦日《てんしゃにち》」のこの日を待って結婚した。夫婦として初めの一歩を踏み出した日に、我が子の命と向き合った祐佳は今、「私たち夫婦が『本当の夫婦』になるために、赤ちゃんが宿題を出してくれたのかな」と考えているという。

その後の健診で、性別が女の子とわかり、「和佳奈《わかな》」と名付けた。

和佳奈ちゃんの可能性を信じて、羊水検査をせずに妊娠を継続することにしたが、その後のエコー検査などで小脳の低形成や心室中隔欠損などを指摘され、18トリソミーはほぼ間違いないと言われた。頭の中に描いていた〝16分の15〟の逆転劇は、打ち砕かれた。

もう一度スマホで「18トリソミー」を調べた。再び絶望的な言葉を目にして心が折れそうになった祐佳は、18トリソミーの子どもを出産後すぐに亡くしたママのブログにたどり着いた。そこには、赤ちゃんを抱いた夫婦が、目を真っ赤にはらしながらも笑って撮った家族写真があった。命を全うした美しい赤ちゃんだった。それを見たとき、祐佳は「自分もおなかの子の運命をしっかり受け止めよう」と思えたという。

妊娠25週（7カ月）の健診日。エコーで元気な我が子の姿を確認できた。医師は、18トリソミーの子は、おなかにいるときにはとても元気だと教えてくれた。「1日でも長くおなかの中にいさせてあげたい」と目標ができた。

家に帰った祐佳は、ヤスさんに向かって冗談交じりで言った。

「私、和佳奈にずーーっとこのおなかを貸してあげる。和佳奈が望むなら10カ月でも20カ月でもおなかにいていいよ」

ヤスさんは、「20カ月もいたら、俺、なかなか会えないじゃん」とふてくされて笑った。夫婦で笑ったのは久しぶりだった。笑うたびに、おなかの中がボコボコッと動く。祐佳は「パパとママは、どんなことでも受け入れるよ。どんと来い」と和佳奈ちゃんに話しかけた。

その夜、ヤスさんは「手、つないで寝ようか？」と言って、家族3人つながって眠った。久しぶりに、心の中に不安よりも幸せが広がった1日だった。

翌朝、祐佳は目覚めるとおなかに鈍い痛みを感じた。午前中、布団の中で横になっていると、「バイバイ、ママ」という声が聞こえた気がした。胸騒ぎがして胎動を確認する。

1時間経っても胎動を感じなかった。嫌な予感がして病院へ急ぎ、エコー検査をしてもらう。画面を見てすぐにわかった。

「あっ……やっぱり。心臓動いてないや……」

自分に言い聞かせるように口に出したら、涙があふれてきた。

「そうだね。心臓動いてないね」

医師もそう言った。

ヤスさんは、この日のことを振り返って思うことがあるという。亡くなる前日にパパとママが久しぶりに笑い合っているのを見て、和佳奈も安心して笑顔で空へ帰っていったのだ、と。それが救いだ。


祐佳はそれから8日後に、無痛分娩で出産した。その病院では死産に限り、無痛分娩を選択できた。背中に麻酔を打たれるとき、痛くない処置を選んだ自分を「ずるいママだな」と思って涙が出てきた。


「すごくかわいい赤ちゃんですよ」

看護師はそう言って和佳奈ちゃんを連れてきてくれた。本当にかわいい女の子だった。

看護師たちが和佳奈ちゃんの足形をとってプレゼントしてくれた。祐佳はそれを見て、ヤスさんとの赤ちゃんが確かにおなかで生きていたのだと実感した。ヤスさんの足の形とまったく同じだったからだ。右足はぺたんとした偏平足だが、左足にはきれいな土踏まずがあった。

棺の中には、夫と姉と一緒に手作りしたたまごボーロをたくさん詰めた。「天国でたくさん配ってお友だち増やして幸せになるんだよ」と願いを込めた。

次に妊娠したら、出生前診断は受けない、と夫婦で決めている。祐佳は言った。

「障害のある子が生まれてきても、成長が緩やかでもいい。この社会に生きやすい場所を整えるほうが大切じゃないのかなと思うの。生きているって、すごい奇跡の連続なんだって和佳奈が教えてくれたからね」

2 命を摘む決断

中部地方に住むエリコさん（仮名、31）は、多嚢胞《たのうほう》性卵巣による排卵障害のため、2014年に不妊治療を始めた。約1年後、2度目の人工授精で妊娠した。

不妊治療中は出口のないトンネルの中にいるようだった。妊娠したときも、なかなか信じることができなくて、うれしさよりも流産の不安が大きかった。その確率がぐっと減る時期になり、いわゆる「安定期」に入って、喜びが膨らみ始めた矢先、再び不安が襲った。

妊娠17週（5カ月）。1カ月ぶりの健診に産院へ行った。エコー検査の後、医師から見せられた写真には、胎児のおなかから何かが飛び出しているのが写っていた。医師は「そこまで定かではないんですが」と前置きした上で言った。

「臍帯《さいたい》ヘルニアの疑いがあります」

診察室を出て待合室に戻ると、周りには幸せそうな妊婦たちの姿があった。エリコさんはトイレに駆け込んで泣いた。

不妊治療で苦しい思いをして、ようやく授かったのに、どうして私だけ……。

その日、午後から会社に行ったが、仕事がまるで手につかなかった。

翌週、産院から紹介された周産期母子医療センターで、詳しい検査を受けた。医師がエコー画像を見ながら「背骨が曲がっていますね」「へその緒が短いかな」とつぶやくたびに、不安が募る。検査の後、臍帯ヘルニアではなく、「Body Stalk anomaly」という胎児異常だと告げられた。前腹壁異常や側彎《そくわん》症などを伴う先天性異常で、生まれても呼吸ができず、母体の外では生きていくのは難しいという。この病院では過去に一度、同じ胎児異常の赤ちゃんがいた。発見が遅く人工死産ができる妊娠週数を過ぎていたため、経過を観察しながら出産したが、やはり出産後間もなく亡くなったという。医師に聞きたいことはたくさんあるはずなのに、頭が真っ白になって何も質問できなかった。

後日、ＭＲＩ（磁気共鳴映像法）検査も受けて、診断がほぼ確定した。人工死産が可能なのは母体保護法で定められた21週６日までだ。産むか、あきらめるのか、２週間以内に決断を迫られた。

臍帯ヘルニアの疑いを指摘された日から、生まれたあと何度も手術を繰り返さなければならないことや、障害のある子を育てていく覚悟を持たなければ、とは考えていた。でも、おなかの外では生きられない病気があること、ましてや自ら妊娠を中断するなんてことは、想像もしていなかった。

生まれても生きられないのに、どんどん大きくなるおなかを抱えたまま過ごすのは、つらすぎて自分にはできない、と思った。簡単に妊娠できたわけじゃなかったから、妊娠を継続すると生きた子を産むのがだいぶ先になってしまう、とも考えた。おなかの中には、まだ必死に生きている命があるのに次の子のことを考えるなんて薄情だったと今は思う。でもこのときはおなかの我が子にとって何が一番幸せなのか、考える心の余裕はなかった。

夫と相談し、妊娠をあきらめることにした。

病院に人工死産の意思を伝えると、医師から、陣痛を起こして産むという説明を受けた。怖かった。でも、怖がってはいけないと思った。たとえ生きられない命でも、まだおなかの中で大きくなれるこの子の命を途中で断つと決めたのは自分なのだから、と。

人工死産をすると決めてからは、悲しみが増してしまうのが怖くておなかをさするのはやめた。バッグに着けていたマタニティマークも隠した。赤ちゃんのことを考えないようにして、まるで妊婦ではないように振る舞った。おなかの赤ちゃんには、生きて生まれてこられないのにどうしてあなたはここへやって来たの、と何度も問いかけた。

病院から、人工死産に向けた入院のための持ち物リストを渡された。そこには、ママ用のパジャマやタオルのほか、赤ちゃん用のミルクやおもちゃ、ベビー服も書かれていた。「何これ。普通に産む人用のリストと間違えたんじゃないの」と思った。しばらくして、これは赤ちゃんの棺に入れてあげるものだと気づき、はっとした。

人工死産すると決めてから、私はこの子のことを全然考えてあげていなかった。妊娠してから今まで、すごく幸せな時間をもらったことも忘れかけていた。

そして思った。この子がおなかにいられるのはあと少ししかない。その間はこの子のことだけを考えよう、と。初めておなかの赤ちゃんのためにおもちゃを買った。かわいい鈴の音がする布のおもちゃだった。

「中絶」という言葉は使いたくなかった。「生きることのできる命を摘んでしまう」という印象があるからだ。胎児異常が判明した後、身内にも昔、中絶を経験した女性がいたと聞かされた。赤ちゃんが生きられる希望があったなら、私はそんな道は選ばなかった。一緒にしないでほしい、と思った。意識して「人工死産」の言葉を使った。

ただ、病院で渡された書類には「人工妊娠中絶」と書かれていた。中絶の文字を見ていて考えた。たとえ泣き声を上げることができないとしても、おなかの中ではもっと大きく育つことはできたのだから、命を摘んでしまうことに変わりはない。あえて「人工死産」と呼ぶことは、自分に対して「仕方がなかったこと」と言い聞かせるためなのだろう、と。

入院初日にラミナリアを入れて子宮口を開いた。翌日は朝から陣痛促進剤を投与し、吐き気と痛みと闘いながら、夜に出産した。体重260グラム、身長21センチの小さな小さな男の子だった。

我が子を抱きあげて、夫と2人で「よく頑張ったね」と語りかけた。そして「譲《ゆずる》」という名をプレゼントした。いつかこの子に弟か妹ができたとき、その子が元気に産まれるように自分の命を譲ってくれたのだと思えるように。

この子が生きた証《あかし》をたくさん残したいと思った。エコー写真や母子手帳の記録、そして出産後に一緒に写した写真。小さな手形と足形。赤ちゃんが小さいと遺骨が残らないと言われるが、炉がまだ温まりきっていない朝一番に火葬の予約をし、残すことができた。

人工死産を決断した人の中には、生まれた赤ちゃんには会わず、何も記録を残さないという人もいる。ただ、エリコさんにとっては、譲くんが生きて、そして亡くなったことをきちんと受け止めるため、証を残すことが必要なことだった、と言う。

我が子を抱いて、こんなにも愛おしい存在だと気づいてから、初めて人工死産への後悔の気持ちが芽生えた。もっと大きくなった姿を見てあげたかったとも思った。

出産予定日だった日が近づくにつれ、人工死産という選択が正しかったのか、ますます悩んだ。「赤ちゃんの命を助けられない」と言った医師の言葉を簡単に信じてよかったのか。もっとあの子を信じてあげていたら何か違っていたのかもしれない。もし妊娠継続していたらあの子の意思でお空に行かせてあげられたのかもしれない――。正解も不正解もない問いを、一生背負い続けていかなければならないのだと悟った。

エリコさんは再び不妊治療を経て、死産から1年後に第2子を出産した。

人工死産という選択については、一番良い決断だったかどうかは今も分からないと言う。

「ただ、あのときあの選択をしていたから、今この大きさのこの子がいる。そう思えるようになりました」

そう言って、譲くんの弟を抱きしめた。腕の中には、人懐っこくて愛らしい赤ちゃんが笑っていた。

3 「中絶はできないんですか」

今回、赤ちゃんの死を経験した母親たちをインタビューして知ったことがある。それは、赤ちゃんの病気や死が、ただ悲しくつらい出来事というばかりでなく、自己の心の奥底に眠っていた嫌な感情と向き合う残酷な試練を、母親たちに与えるということだ。他人の幸せへの妬みや、悪気のない言葉への反発といった私たちが想像の及ぶ範囲だけではない。自分自身も気づかなかった自己が立ちのぼってきてしまう瞬間がある。

2015年に第1子を生後数時間で亡くした神奈川県のサトミさん（仮名、32）は、妊娠中に自分の器の小ささを突きつけられたという。

結婚して2年が経ち、そろそろ子どもが欲しいと思っていた頃、おなかの中に新たな命が宿った。うれしさよりも不安が強かった。母親が過去に2度流産し、妊娠の大変さを聞いていたからだ。「まだ期待しちゃダメ」と自分に言い聞かせて、家族やごく親しい友人、上司以外にはなかなか報告できなかった。

ようやくマタニティライフを楽しもうと思えるようになった妊娠6カ月の妊婦健診でのこと。エコー検査を受けながら、「性別はそろそろわかりますか」と尋ねると、医師は「性別はわかったんですけど……」と言って、画面を食い入るように見ている。「胃の位置が通常より上のほうにあり、肺が押しつぶされてほとんど形成されていません」と言った。

子ども専門の病院で、さらに詳しい検査を受けることになった。

その中のひとつに染色体検査もあった。思わず、医師に「おなかの赤ちゃんがダウン症の可能性はありますか」と聞いた。医師は、「もしダウン症だったら大丈夫ですよ」と明るく言った。

確かに、生まれても生後1年まで生きられる確率が10％以下とされる18トリソミーや13トリソミーなどの染色体の病気と比べて、21トリソミーのダウン症は長く生きられる可能性は高い。社会で活躍している人もいる。それでも思わず口に出てしまった。

「中絶はできないんですか」

妊娠がわかってすぐの頃、夫と出生前診断について話し合ったことがあった。大学時代に視覚障害者のボランティアをしていた経験もあり、「子どもにどんな障害があっても育てよう」と覚悟を決めていたつもりだった。「自分たちの子どもだから、命を絶つことはできないよね」と検査も受けないと決めていた。だが、いざ現実になると怖くなった。私の覚悟は、なんて浅はかだったのか――。一瞬でも「中絶」を考えた自分に心底幻滅した。

検査を受けた結果、おなかの赤ちゃんは胎児水腫《すいしゅ》で重度の横隔膜ヘルニアも指摘された。診察室では涙をこらえていたが、ロビーで夫と2人になったとき、「ごめんなさい、ごめんなさい」と泣き崩れた。夫は明るい声で言った。

「赤ちゃん、もう耳も聞こえているんだよね。3人で遊びに行こうよ」

この子は死産になるかもしれないし、生まれても長く生きることができないかもしれない。それなら、「おなかの中にいる間から育児をしよう」と夫婦で決意し、水族館やクラシックコンサートなどに出かけるようになった。

妊婦健診では回を追うごとに赤ちゃんの症状が悪化した。毎回絶望に打ちひしがれるような診断内容だったが、どんなに深刻な症状でも、主治医がエコーで赤ちゃんの表情やしぐさをみる時間を長く取ってくれた。ここがお母さんに似ていますね、かわいいですね、と心の底から一緒に成長を喜んでくれて、妊婦健診は恐怖ばかりではなく楽しみな時間にもなっていた。

病院の帰りには涙してしまうことも多かった。そんなときには、妊婦健診にも付き添ってくれた夫が赤ちゃんの愛おしさを思い出させてくれた。「今日、笑っていたね」「あのしぐさ、かわいかった」「ほっぺはママ似だね」と笑い合う。すると、おなかの赤ちゃんもよく動いた。病気がわかって出産までの2カ月間は不安も大きかったが、家族3人の存在を常に感じられて、幸せな時間でもあった。

夫のほかにも、支えになってくれた友人が1人いた。

おなかの子に異常があるとわかり、気持ちが底辺まで落ち込んでいたとき、大学時代からの友人に「助けてほしい」と電話した。その友人は話を受け止めてくれて、最後に「たとえ障害があっても、私の息子と仲良くなってもらうから」と言ってくれた。その言葉を聞いて、サトミさんは「友だちができるなら大丈夫だ」と思えたという。

サトミさんは、夫の支えだけでは孤独から抜けられなかった、と言う。胎児の異常を告げられて、突然別の世界に放り込まれたような感覚だったサトミさんにとって、あのときの友人の一言は、家族以外の人とつながりを感じられた救いの言葉だった。

一方で、この頃友人を1人失った。流産などの不安から職場などで妊娠を公にしていなかったが、その友人は「妊娠は女性としてすごく喜ばしいことなのに、どうしてオープンにしないの」「みんなに祝福してもらえばいいのに」などと自分の価値観を無理に押し付けてくる。妊娠が進んで赤ちゃんの病気がわかってもその友人には報告する気になれず、出産後に「あなたの言葉がずっと負担だった」と伝え、以降、距離を置いている。

おなかの赤ちゃんはだんだんと羊水が飲めなくなり、羊水過多症となった。出産予定日より2カ月早く、陣痛が始まった。医師からは、出産予定日近くまで妊娠が継続できて手術が成功したとしても生きられる見込みが1%と聞いていたから、「まだ生まれてきちゃダメ」と願ったが、始まってしまった分娩《ぶんべん》は止まらない。

医師から「産みましょう」と言われて、心は決まった。

「安全に産んであげるから、大丈夫よ」とおなかの赤ちゃんに言い聞かせた。出産は気持ちよくて、赤ちゃんと力を合わせて産んだ感覚があった。

生きて会えないかもしれないと覚悟していたが、息子は声も聞かせてくれて、目も開けてくれた。ただ会えたことがうれしくて幸せな気持ちが広がった。出産前はなかなか名前が決まらなかったが、産んだ後に「ああ、こういう名前が似合う子だな」と思い、幸せに輝くと書いて、「幸輝《こうき》」と名付けた。

幸輝くんは、サトミさんにたくさんのことを気づかせてくれた。命の尊さ。夫への愛情や信頼。家族や友達の大切さ。孤独が一番苦しいということ。つらいことも多かったし、産後は自分でも驚くほどずっと泣いていたが、妊娠・出産に対しては、幸輝くんがおなかに宿る前よりも、前向きになっていた。

そして、翌年に第2子を出産した。

臨月が迫ったある日、夫婦で外食していたら尿漏れのような感覚があった。トイレに行くと少し出血している。あわてて病院に電話をすると、「救急車で来てください」と指示され、レストランからそのまま向かった。診察した医師に、常位《じょうい》胎盤早期剝離だと告げられた。赤ちゃんに酸素や栄養を送っている胎盤がはがれてしまい、大出血も伴い、母子ともに命にかかわると言われるとても危険な状態だった。発見と処置が早かったため、緊急の帝王切開で母子ともに無事だった。

「もし寝ている時だったら気づけなかっただろうし、不幸中の幸いだったと思います。お空にいるお兄ちゃんが守ってくれたんだねと、夫と話しているんです」

＊

どの母親も、子どもの障害や病気を受け入れるのには時間がかかる。私自身も息子が脳性まひだということをすぐに受け入れられたわけではない。出産後の2カ月間、NICU

で我が子が頑張っている姿を見るうちに、共に生きる覚悟が少しずつ生まれてきた。

だから思う。子どもが生まれる前から強い母親なんていない、と。おなかの中の子の病気や障害の可能性が伝えられれば、中絶という選択肢も考えてしまうこともあるだろう。

サトミさんの話を聞いて、「普通」の妊娠・出産なら、これほど深く悩み、見たくもなかった自分を知ることもないのに、赤ちゃんの死というつらい経験をした人に、いくつもの試練が与えられる。それはとても残酷なことだと思った。

第3章

天国へのお見送り

1　後悔しないお別れのために

赤ちゃんの死。多くの人は、そんな残酷な現実が自分に起きるとは思わないだろう。家族は突然の告知に心の準備もできないまま死産に臨み、あるいは生まれたばかりの赤ちゃんを看取らなければならない。

赤ちゃんのお見送りのためには、さまざまな手続きが必要になる。

死産の場合、病院から死産証書か死胎検案書をもらい、死産後7日以内に届出人の住所地か死産があった市区町村に「死産届」を届け出ないといけない。ただ、死産届を提出しても、戸籍には記載されない。死産届の提出のときに「死胎火葬許可申請書」も出し、火葬許可証を受け取る。

生まれて間もなく亡くなった場合には、病院から出生《しゅっしょう》証明書と死亡診断書を受け取り、出生届（14日以内）と死亡届（7日以内）の両方を提出する。

こういった手続きのほか、赤ちゃんの火葬をしなければならない。病院から葬儀会社を紹介されて任せる場合もあれば、葬儀会社を利用せず、直接火葬場に申し込む場合もある。

深い悲しみに沈み、産後の朦朧《もうろう》とした思考の中で、赤ちゃんのために何ができるのか考える余裕はなく、火葬のときがきて、あとから「もっと何かしてあげればよかった」「旅立ちのときに何も持たせてあげられなかった」と悔やみ、さらに悲しみを増す人もいるという。

我が子を亡くした「天使ママ」たちはみな口をそろえて言う。天国に旅立つ我が子と過ごせる時間には限りがある。たとえ亡くなってしまっても、赤ちゃんのためにできることがあり、その記憶が宝物になる、と。

死産や新生児死を経験した家族をサポートするグリーフケアを研究する聖路加国際大学看護学部の蛭田《ひるた》明子助教はこう説明する。

「亡くなった赤ちゃんとふれあい、赤ちゃんのために今できることをする。このことが、子どもの存在を確かなものとし、後々両親が、亡くなった赤ちゃんとのつながり、絆《きずな》を感じる上で心の支えになることがあります」

死産した赤ちゃんの火葬をどうするか。つらいことだが、避けて通ることはできない。それだけではない。中にはひどい業者もある。今回、たくさんの人の赤ちゃんのお見送りの話を聞いて、病院で紹介される業者ですら良心的であるとは限らないと知って驚いた。12週以上の胎児は、墓地、埋葬等に関する法律で火葬か埋葬をすることになっているが、ネット上には、病院から紹介された業者が産業廃棄物処理業者だったというケースや、80万円という高額な料金を請求されたトラブルも見られる。明確な規定のない12週未満の中絶胎児は、感染性一般廃棄物として処分されることも少なくない。

死産や新生児死の場合、体が小さく遺骨を残すことが難しい。だが、赤ちゃんとの思い出が少ない両親にとって遺灰や遺骨は大切なものだ。中には収骨ができない火葬場もあるが、たとえば朝一番で炉が温まっていない時に火葬にして遺骨を残すことができるところもある。

最後のお別れで後悔しないようにするために、次のことを確認して選んだほうがいい。

1 値段は適切か。料金の説明が事前にされるか
2 火葬には立ち会えるのか
3 収骨はできるのか

4　遺骨は残るのか

2章に登場したエリコさんは、医師から「(赤ちゃんが)小さいから全部業者におまかせする人が多い」と言われたが、まかせずに自分たちで手続きしてよかったという。出産前日の夜に、病院のベッドに寝ながら、インターネットで必死に調べた。骨は残したいし、火葬にも立ち会いたい。その希望をかなえてくれる業者を探した。

病院に置いてあったファイルには、2つの業者が紹介されていた。

1つは葬儀会社で、棺や布団、おもちゃなどの料金や火葬場の手配料などが含まれて10万円程度だった。ただ、立ち会いはできないという。

もう1つは、◯◯メディカルという名の業者。棺、布団、火葬手配料セットで3万円ほど。こちらは希望すれば火葬に立ち会うことができるが、妊娠7カ月未満の胎児は収骨ができない、とあった。調べてみると、産業廃棄物処理業者だった。「廃棄物」にも「処理」にも抵抗があった。

結局、居住自治体の火葬場に直接申し込んだ。料金は500円。棺は病院の売店で購入し、布団付きで8千円弱だった。

なるべくたくさん遺骨を残したいと、火葬場の炉が温まりきらない朝一番の火葬を予約した。遺骨はしっかり残っていて、これが太もも、これが腕、とわかるほどだった。残さず拾って、自宅へ連れて帰ることができた。

赤ちゃんの死を経験した人にとって、「納骨」も1つの大きな山だ。

いつまでも遺骨を手元に置いておきたいと願う親たちは多いが、祖父母の世代などは四十九日や一周忌などに納骨する「常識」を重視し、「手元に置いていては、いつまでも供養できない」などと言って、納骨を急かす場合がある。言われるままに納骨をした後、同じ経験をした人が遺骨を長い間手元に置いていることを知り、後悔する人もいる。また、遺骨の一部をペンダントなどに入れて、残りを納骨する「分骨」という形を取る人もいる。いつも我が子を感じられると話す人がいる一方で、ある女性は「生きていれば骨を分けるなんてことはしないから、分骨はしたくなかった」と話す。人によって考えもさまざまで、正解は1つではない。

生後数時間で娘を亡くした女性は、子どもを亡くす2年ほど前に、テレビで我が子の遺骨を数年間リビングに置いているという夫婦の映像を見た。そのときは「納骨しないなんて」と驚き、家の中にいつまでも遺骨があることを「気持ち悪い」とさえ思ったという。だけど、今はこう思う。

「当時は、本当に大切な人を亡くしたことがなかったから理解できなかったけど、お骨はあの子そのもの。あのご両親の気持ちがわかりました」

女性も遺骨はいつまでもそばに置いておきたいと思ったが、遠方に住む両親が、初孫だった娘のために墓を建てた。

「娘を思う気持ちはうれしかったけれど、空っぽのお墓をお参りしていると聞くと申し訳なくて。早く納骨しなければならない気がして苦しかった」

墓が自宅からだいぶ遠いことも納骨を避けていた理由だったが、死別から3年ほど経ったとき、娘がいつもそばにいると感じられるようになった。それをきっかけに納骨することを決めた。女性は言う。

「納骨をするかしないか、または納骨のタイミングは、赤ちゃんの親が納得して決めることが大事だと思います」

*

我が子の死を突き付けられた家族がどんなふうに過ごし、どんな思い出を紡ぎ、お見送りをしたのだろう。この章ではそのことについて書いていきたい。

2　海がきれいだと教えてあげたい

出産予定日まであと10日を切った妊娠38週（10カ月）の健診で、赤ちゃんの元気な心拍を確認できた。もうすぐかわいい我が子に会える——。

横浜市に住む順子さん（35）は笑顔がこぼれてしまうほどの幸せを感じていた。残暑が厳しかった5年前の9月のことだ。

その3日後、仕事から帰宅した夫の篤史《あつし》さん（38）から、いつものように「今日も赤ちゃんは元気だった？」と聞かれ、「あれ？　そういえば静かだな」と気づいた。心配になってすぐにインターネットで検索した。

「胎動　少ない　臨月」

大手検索サイトでキーワードを入力すると、妊娠や出産の情報が網羅されているサイトにたどり着いた。そこには「臨月になると赤ちゃんが出産に向けて下へ降りていき、骨盤に頭が固定されて動きが制限されるので胎動はあまり感じなくなる」と書かれていた。

「胎動が少ないのは、お産が近づいている証拠なんだって」

夫にそう伝えて、安心して眠りについた。胎動がないことが赤ちゃんのSOSだとは、このとき想像もしなかった。

2日後の早朝、陣痛がきた。陣痛計測アプリで陣痛の間隔を計測する。病院に電話して状況を説明し、病院へ向かった。

篤史さんと一緒にタクシーに乗り込んだ順子さんは、スマートフォンからフェイスブックで「もうすぐ赤ちゃんに会える」と〝実況〟中継した。それまでも妊娠の経過を友人たちへ細かく報告してきた。

病院に着いた頃には、自分で歩けないほど激しく陣痛の波が押し寄せていた。病院の入口から車いすに乗って移動する。内診で子宮口が8センチ開いていると告げられ、陣痛室へ向かった。

いよいよ出産なんだ。気持ちが高揚する。

陣痛室のベッドに横たわり、子宮の収縮状態と赤ちゃんの心拍数を調べるNST（ノン・ストレス・テスト）のベルトをおなかに装着された。

「最後に胎動があったのはいつ頃？」

医師に聞かれたが、陣痛の痛みで「2、3日前」と答えるのが精いっぱい。

医師は看護師に「だんなさんを呼んできて」と指示を出した。

篤史さんが呼ばれ、うなり声を上げる順子さんを横目に医師が口を開いた。

「赤ちゃんが、心臓を動かすのをやめちゃったみたいです」


世界が一瞬にして変わった。

信じられなかった。だって、今、おなかの赤ちゃんは必死に生まれてこようとしているのに。状況を理解できない中で、陣痛の間隔が短くなっていく。順子さんは、まるで生きているかのように押し寄せる陣痛に身をまかせ、出産した。産声はやっぱり聞こえなかった。

助産師が赤ちゃんを連れてきてくれた。かわいい女の子だった。「はじめまして」と心の中であいさつする。この子がおなかにいた我が子なんだ、と喜びがわいてくる。

一方、順子さんが横になっているベッドの脇では夫や両親が泣いていた。

「どうして泣いているの」

「なんで喜んでくれないの」

「私も赤ちゃんもがんばったよ」

順子さんは、出産という大仕事を終えた達成感のほうが強く、このときはまだ娘の死を現実として受け止められていなかった。

篤史さんも大きなショックの只中《ただなか》にいた。

「いよいよ出産だ、という気持ちで病院へ行って、『心臓を動かすのをやめちゃった』と言われたときは、ハンマーで殴られたようでした。目の前が真っ暗になってしまって……」

告知の直後、医師や助産師が部屋から一時退出し、家族だけの時間をくれた。順子さんはまだ陣痛の最中だった。篤史さんは泣きながら順子さんの手を握った。すると、一番つらいはずの順子さんが逆に「大丈夫だよ」と言って、篤史さんの涙をぬぐってくれた。ショックで、感情さえ麻痺している妻の様子を見て、篤史さんは自分たちに何が起きているのか受け止めきれず、ただただ涙が溢れてきたという。

その後は悲しむ間もなく、篤史さんは各方面への連絡やさまざまな手続きに追われた。火葬場選びや、仕事先への休暇のお願い、市役所への死産届や死胎火葬許可申請書の提出。すべての手続きを一人で背負った。

夜。順子さんから頼まれて、病院内にあるコンビニへケーキを買いに行った。病室のある6階から3階に降りていく、それだけのことに恐怖を感じたという。

「告知を受けて突然入り込んでしまった非日常の世界が、コンビニに足を踏み入れることで、夢じゃなくて現実なのだと思い知らされるような気がしたんです」

病室に戻ると、娘はすやすやと寝ているようだった。小さなケーキを2つ並べ、順子さんと「ハッピーバースデー」を歌った。

篤史さんは、あの日以来、「お誕生日おめでとう」と、軽々しく言えなくなったという。人がこの世に生まれるということは奇跡の連続で、生きて誕生することがどれだけ尊いことか、思い知ったからだ。


火葬は1週間後に決まった。順子さんは「悲しむのはあとにしよう」と決めて、1週間は笑顔で過ごそうと思ったという。篤史さんも仕事を調整し、1週間は家族で過ごすことにした。

2人が「彩りある人生に」と願いを込めて名付けた娘・彩衣里《あいり》ちゃんには、たくさんの思い出を持って天国に帰ってもらいたいと思った。

「レンタカーを借りて海に行きたい。海がきれいだってことを彩衣里に教えてあげたい」

順子さんがそう言うと、篤史さんは泣きながら「そうだね」と言った。

出産の翌日に退院し、その次の日に海に向かった。順子さんは早朝に起きて、お弁当をつくり始めたが、体がいうことをきかない。ただご飯をよそってラップで丸めるだけのことができないのだ。これが産後の体なのか……と痛感した。結局、おにぎりを作るだけで1時間もかかり、出発した。

平日の朝8時。登校する小学生や出勤する会社員など人通りの多い時間帯だ。人目を気にしながら白い布をかぶせた棺をかついで外へ出る。

残暑が厳しく、まだ朝なのに30度近くあった。遺体の状態が悪くならないよう、車内のクーラーを18度に設定した。順子さんは産後の体を冷やさないために、真冬のコートを羽織り、分厚い靴下を履いた。

海に着き、彩衣里ちゃんを抱っこして車外へ出ると、むわっとした熱風が体にまとわりついた。太陽がギラギラと照り付ける。のんびりしている時間はないと思った。

篤史さんが抱っこしている写真を撮った。彩衣里ちゃんは「まぶしいよ」と言っているような顔をしていた。そして順子さんとの2ショット。

「ママに抱かれていると、彩衣里が喜んでいるように見えるよ」と篤史さんは言った。

冷えきった車内へと戻った。

「3人でお弁当にしよう」

順子さんが、お弁当箱の中から500円玉ほどの小さなおにぎりを取り出して彩衣里ちゃんの前に置いた。篤史さんは「彩衣里、おいしいね。ママが作ってくれたんだよ」と話しかけ、泣きながらおにぎりをほおばった。

帰り道に、お誕生日お祝いのケーキを買った。生まれた夜にコンビニのケーキで祝ったが、ちゃんとしたホールケーキでパーティーをしたかったからだ。かわいいクマのケーキに「０」のろうそくと、「誕生日おめでとう彩衣里ちゃん」のプレートもつけてもらった。

夜眠る前には、彩衣里ちゃんに絵本を読み聞かせた。書道もした。書いた文字は、「幸」や「生まれてきてくれてありがとう」「あいり　ありがとう　だいすき」。どれも、自然と娘へのメッセージになっていた。毎日ドライアイスを交換しにきてくれる葬儀会社の担当者が「近くの店で見つけたので」と買ってきてくれた粘土で、お地蔵さんもつくった。半紙に向かい、筆を手にすると気持ちが落ち着いたし、粘土をこねている時間も無心になれた。棺に入れる彩衣里ちゃんへ手紙も書いた。

とうとう火葬の日が来た。朝早く、篤史さんはコンビニのプリンターで写真を現像してきた。この１週間で５３０枚写した写真のうち、１００枚を選んで棺に敷き詰めた。

棺のふたの裏側には、１週間の間に撮影した３人の笑顔の写真を選んでたくさん貼り付けた。彩衣里ちゃんには、パパとママの笑顔をしっかり覚えて天国へ行ってほしいと思った。

そのほかに、棺の中には順子さんと篤史さんがいつも着ていた洋服を入れた。いつでもさみしくないように、パパとママに包まれているように、と願いながら。読み聞かせた絵本や手紙も入れた。

火葬場で、順子さんと篤史さんが棺のふたを閉めようとしたときのことだ。さよならしたくはない。娘を想うと閉められないと思ったが、棺の中を見ると、順子さんには彩衣里ちゃんが笑っているように見えた。その瞬間、篤史さんと目が合った。

「彩衣里が笑っているね」

2人で同時に同じ言葉を口にした。安心して天国に送ることができる、と思えて、棺のふたをそっと閉じた。

突然の死産宣告から始まった彩衣里ちゃんとの1週間。篤史さんはこう語る。

「あらためて振り返ると、たくさんのことをしてあげられたんだなと思いますが、決して余裕があったわけではないんです。もうすぐ子どもに触れることすらできなくなるという怖さや不安や悲しみが何度も何度も押し寄せてきました。彩衣里のために何をしてあげられるのかを考えて行動することでしか、気持ちを保てなかったのかもしれません」

順子さんは言う。

「もう戻ってこないとわかっていても、生きていた証《あかし》をつくってあげたかった。限られた時間の中でやれることをやりたい、素敵な思い出をつくってあげたい、ただそれだけでした」

両親のあふれる愛情を受けた彩衣里ちゃんは、短くとも、彩りある人生を生きた。

3 「健太郎は天国へ行けた」

9年前、次男・健太郎くんを心臓や肺の病気のため産後2時間余りで亡くした横浜市の森田弘恵さん（50）は、中学3年生になる長男を育てながら、ＰＴＡ会長や民生委員などを積極的に引き受けてきた。

「健太郎には生きてほしかった。でも、もしあの子が生きていたら、今頃病院通いで忙しかっただろうと思います。健太郎がくれたたくさんの時間を無駄にせず、誰かのために役立てたいと思ったんです」

健太郎くんは、長男を出産した後、3回の流産を経て授かった命だった。妊娠20週（6カ月）の時、エコー検査で病気がわかり、医師からは「中絶する道もある」と言われたが、「おなかの子は生きている。この命を1秒でも長く生きさせるために努力したい」と伝え、妊娠を継続した。

生まれたらすぐ手術に耐えられるよう、出産予定日近くまでおなかの中で育てたいと願っていたが、羊水過多で破水し、健太郎くんは1カ月半ほど早く生まれてきた。口を開けて必死に息をしようとするものの、やはり自分で呼吸ができない。触れると温かくて、命を確かに感じられた。医師からは出産前に「自発呼吸がなければ救命は難しい」と説明があった。健太郎くんが息を引き取るまで、残りの時間を親子3人で過ごした。

「おなかの中で病気を見つけていただいたおかげで、寿命が短い子ともしっかりと向き合うことができました。あとで、ああこれがQOL(quality of life 生活の質)なのか、とふと気づきました」

亡くなった後、自身の退院までの1週間を、病室で健太郎くんと過ごした。隣で眠ったように穏やかな表情で横たわる健太郎くんを見ながら、ベビードレス、肌着、手袋、靴下、そして小さなウサギのマスコットを手縫いでつくった。退院のとき、看護師に「ここまでそろえた人はいないよ」と言われ、息子にできる限りのことをやってあげられたと思えた。

退院後は2晩自宅で一緒に過ごした。出生届と死亡届を同時に市役所に提出した帰り道、花屋に寄って、花をたくさん買った。SNSで親しい友だちに健太郎くんの死とともに、「よかったらお花を持ってきてください」と伝えると、部屋は色鮮やかな花でいっぱいになった。

健太郎くんが亡くなってしばらくは「どうして私のところに亡くなる子が生まれてきた

んだろう」という問いと、「もうこの世では絶対に会えない」という悲しさに自然に涙が流れた。

産後の体もつらかった。羊水過多のために妊娠中に人よりも大きく膨らんだおなかや帝王切開の傷跡が痛くて、シャワーのお湯をかけるのもつらい日が1カ月以上も続いた。

5歳だった長男は火葬の前後で自家中毒のため嘔吐《おうと》を繰り返し、ごはんが食べられなくなった。親の心が不安定だと子どもも落ち着かないのだと思ったが、保健師の訪問など産後のケアがあるのは生きている子の家庭だけ。想いを共有できる人はいなかった。

それでも、前を向けた。長男はそのうちに「赤ちゃん、いま天国で何してるんだろうねぇ」と言うようになった。弘恵さんは四十九日のころ、「健太郎は天国へ行けた」と自分でも思えたのだという。子どもの死を、前向きに生きる力に変えられた理由は、満足のいく弔いができたからだ、と思う。

「弔いというのは、残された人のものなんでしょうね」

4　一緒に見た東京タワー

葬儀社のスタッフの心ある対応に、救われた人もいる。

横浜市の鵜飼礼子《うがいれいこ》さん（49）は、結婚9年目に待望の赤ちゃんを授かった。だんだん大きくなるおなかに喜びを感じていた妊娠31週（8カ月）の健診で、心臓の病気が見つかった。すぐに、出産予定の病院から救急車で、都内の大学病院へ搬送された。

総合病院についてすぐにエコー検査をした医師には「胎児の成長を待って出産し、治療しましょう」と言われ、MFICU（母体・胎児集中治療室）へ入院した。

翌日の夕方、赤ちゃんの心音が弱ってきた。医師が言った。

「赤ちゃんからSOSです。普通分娩《ぶんべん》ではたぶん助からない。帝王切開で五分五分です。時間がないから30分で決めてください」

礼子さんは、1％でも可能性があるのなら、とすぐに帝王切開をお願いした。

手術開始後ほどなくして、かすかな産声と、「おめでとうございます。男の子ですよ」

という言葉が聞こえたが、次の瞬間、医師や看護師の会話が止まった。ただごとではない、と覚悟した。

体重747グラム、身長29・5センチで生まれた。18トリソミーによる多くの合併症があることもわかった。医師から「今夜までかもしれません」と言われ、涙があふれた。それでも礼子さんが胸の上に抱き上げると、息子は指をぎゅーっと握り、目を見開いた。この子は必死に生きようとしている、と感じた。

その後、赤ちゃんはすぐに臍帯《さいたい》ヘルニアの手術を受け、NICUへ入った。深夜、保育器の中のあまりに小さな我が子の姿を見たとき、泣き崩れた。

「ちゃんと産んであげられなくてごめんね」

担当の看護師は優しく言葉をかけてくれた。

「この子は、あなたたちならと思って選んできてくれたんですよ」

礼子さんはその言葉を聞いて、「息子にはママの笑顔を覚えていてほしい。この子の前ではもう泣かない」と決めた。自分の病室ではボロボロ泣いていても、NICUのドアをくぐる前に、にっこりと笑顔をつくった。

その夜、名無しのままではかわいそうだと、夫の丈太《じようた》さん（55）と一緒に名前を考え、「希望」と書いて「のぞみ」と名付けた。

希望くんは呼吸が苦しくなると酸素を吸ったが、そうすると腸閉塞の状態のため腸に空気が溜まってしまう。ジレンマに陥っていた。人工肛門をつける手術も提案された。手術して良くなるなら受けさせてあげたい、でも手術することで死期を早めてしまうのではないか。毎日夫婦で悩み続けた。そして、リスクの高い手術はせずに、お母さんやお父さんとたくさん触れ合うことが、息子にとっていいのではないか、という結論に達した。

丈太さんは仕事を休んで、希望くんと礼子さんに付き添った。最初の2日間は病院のベンチで寝て、その後は病院近くのホテルに宿泊し、もしものときにはすぐに駆けつけられるようにしていた。11年前の当時はスマートフォンやタブレットなどを持っておらず、大型家電店でノートパソコンを購入し、インターネットで、息子の病気について調べた。

生後3日目は母の日だった。丈太さんは花屋で花かごのアレンジメントを仕立ててもらった。カーネーションでつくったプードルの飾りをつけ、「お母さん　ありがとう　のぞみ」とカードも添えた。息子にとって最初で最後の母の日になるとわかっていたから、何か思い出に残ることをしたかった。

礼子さんは、急な出産で母の日のことなど頭から抜けていたという。お花を見て、母になって初めて母の日を迎えられたのだと、喜びをかみしめた。

5日目は礼子さんの誕生日だった。丈太さんが病院近くでケーキを買い、家族3人でお祝いした。自分の誕生日と息子の命日が同じにならないことを祈っていた礼子さんは、希望くんがその一日を生き抜いてくれたことがうれしくて、何度も何度も「偉いね」と褒めた。

生後7日目。NICUの中でお七夜《しちや》をした。丈太さんは病院の食堂で礼子さんの母親に習って何度も練習し、命名書に大きく「希望」と書いた。

8日目。医師から「何かしてあげたいことがあれば言ってください」と言われた。別れが近づいていることを悟った。希望くんとの面会を終えた礼子さんは、NICUから廊下に出た途端に涙がこぼれた。担当の助産師が付き添って、ソファに座り話を聞いてくれた。礼子さんは「直接おっぱいをあげたい」と伝えた。これまでは搾った母乳を綿棒であげていたからだ。

夕方、希望くんに会いに行くと、モニター音も消され、胃まで入っていたチューブも抜かれ、初めて直接授乳した。医師や看護師は席を外し、家族3人だけにしてくれた。

夫婦で代わる代わる胸の上に抱く「カンガルー抱き」をしていると、昼はとても苦しそうだった希望くんがウソのように穏やかな表情になった。

だんだんと希望くんの手足の先が冷たくなり始めた。NICUの外にいた礼子さんの両親も呼ばれ、もう最期なのかと覚悟した。希望くんはいつ逝ってしまったのか気づかないほど、礼子さんの腕の中で安らかに亡くなった。

最初で最後の沐浴《もくよく》をした。目を閉じた希望くんは、とても気持ち良さそうに見えた。

退院の日。希望くんを抱き、丈太さんと一緒に、病院が手配してくれた葬儀社の寝台車に乗り込むと、産科や新生児科の医師や助産師、看護師たちが出口に並び、車が見えなくなるまで見送ってくれた。感謝の気持ちで涙を流す礼子さんに、男性運転手は言った。

「赤ちゃん、どこも見てないんですよね。東京見物して、きれいなところを見て帰りましょうね」

わざわざ遠回りをして、東京タワーへ。その後、レインボーブリッジや横浜ベイブリッジを通り、横浜へ着くと、「みなとみらいをぐるっと一周しましょう」と言ってくれた。

そこは、赤ちゃんが生まれたら一緒にお散歩に来ようと思っていた場所だった。妊娠中は流産や死産が怖くて、必要最低限の外出以外は避けていたから、希望くんをどこにも連れて行ってあげられなかったという悔いがあった。運転手の思いもよらない温かい気遣いに、また涙がこぼれた。

希望くんと一緒に自宅で過ごした最初で最後の日。礼子さんの大好きなディズニーキャラクターのぬいぐるみに囲まれた希望くんの写真を撮った。これも、礼子さんの夢だった。

生きた証もたくさん残した。2千枚以上の写真と2時間ほどの動画。後日、病院からもらったカルテやレントゲン写真、看護日誌。それを見ると、たった8日間なのにこれほどまで丁寧に検査や看護をしてもらっていたのだとわかった。看護師がくれた手形と足形と写真が貼られた「HAPPY　BIRTHDAY」と書かれた手作りのカードは今も宝物だ。

礼子さんは、その後、赤ちゃんの死を経験した「天使ママ」たちで活動する「天使のブティック」に参加した。もう子どもは産まないと考えていたが、同じように苦しい思いを乗り越えて妊娠、出産した天使ママに会い、勇気をもらった。その後、希望くんと2つ違いで生まれた娘が描いた家族の絵には、希望くんもいた。夫婦だけでなく、娘の中にも希望くんが生き続けていた。

礼子さんは言った。

「のんちゃんには、8日間でも親にしてくれてありがとう、という気持ちでいっぱいです。あの世でのんちゃんに会ったときに、『おかあさん、がんばってきたね』と言ってもらえるように、精いっぱい生きようと思います」

その思いは丈太さんも同じだ。

「天国で再会したときに恥ずかしくないお父さんになっていることが、目標です」

希望くんが生き抜いた8日間は10年以上経った今も、家族の人生を照らし続けている。

僕らを強くして、そっと空にかえっていった長男

風見しんごさん（タレント・俳優）

長女のえみるが交通事故で亡くなった翌年のことです。「こころ」と名付けて、家族で誕生を心待ちにしていた長男が、妻のおなかの中で亡くなりました。まもなく妊娠9カ月という頃でした。

その数日前に、病院でこころのおなかに腹水が溜まっていると告げられ、妻は胎動に気をつけていました。胎動が感じられないと異変を感じた妻は、ひとりで病院へ向かいました。

エコーで調べると、すでにこころの心臓は止まっていたそうです。

連絡を受けて、仕事先から病院へ駆けつけると、それまで気丈に振る舞っていた妻が、僕の顔を見るなり泣き出しました。「ごめんね、ごめんね」と。僕は「おまえが謝ることじゃないよ」「うちはみんなで寄り添って生きていくしかないんだから」と言うのが精いっ

ぱいだった。

僕は泣き崩れるわけにはいかなかったけど、このときばかりは、漆黒の闇の中に突き落とされた感じがしました。なんで2年続けて我が子を天国に見送らなければいけないんだろう、こんなにつらいことが世の中にあるのだろうか、と。

でも、次の瞬間、主治医の言葉で僕の心に光が差したんです。

「奥さんは、赤ちゃんを自分で産むとおっしゃっています」

長女の出産に立ち会ったときはね、妻は「おなかを象が踏んでいる」とか言っていましたから、出産はとても男には耐えられない痛みだと思います。それなのに妻は、産声のご褒美もない中でがんばると言っている。

そんな妻の気持ちが一瞬でわかりました。長女が亡くなったあとに、妻はよく言っていました。「がんばれと言い過ぎた」と。ひらがなを覚えるときは「がんばって覚えよう」、運動会では「がんばって走れー」、学校では「がんばって勉強しなさいよ」ってね。親としては当たり前のことなんですけどね。

えみるが事故に遭って、ちっちゃな体がほぼ壊されて、それでも1時間半生きていたんです。そのとき私たちは「がんばれ、がんばれ」と言い続けました。亡くなった後、妻は「最後は楽していいよ、もうがんばらなくてもいいよ、と言ってあげればよかった」

と言っていました。そして、「子どもが一番苦しんでいるときに何もしてやれなかった」と自分を責めていました。だから、苦しくても今度は一緒にがんばりたい、長男には母親として最後にちゃんと産んであげたいと思った妻の気持ちが、痛いほどわかりました。妻に母親としての強さを感じたときに、自分も「暗闇にいる」なんて思っている場合じゃないと思ったんです。

翌日、陣痛促進剤を打って、妻は分娩室へ入っていきました。そして、痛みに叫び声を上げながら、泣かないこころを出産しました。

出産後に対面したこころは、まるで眠っているみたいで、死んでしまったとは信じられなかった。妻は、最初こそ泣いていたけど、ちょっと微笑《ほほえ》んで見えるぐらいの優しい顔で抱きしめていました。僕も抱きしめました。愛おしければ愛おしいほど、「ああ、おまえも逝っちゃったのか」と切なくなりました。きっと8カ月間こころの息吹《いぶき》を感じながら過ごしてきた妻は、僕の何十倍も何百倍も愛おしさを感じていたと思います。

えみるのときと同じお寺にお願いして、お葬式をあげました。2年続けて我が子の喪主をするなんて……と思いましたが、妻が母として立派に仕事をしたのだから次は僕が父親として頑張る番だと思いました。だけど、次女のふみねにとって、2年続けて自分のきょうだいのお葬式に出るというのは相当ショックだと思ったので、お通夜とお葬式の間は、お友だちの家にお泊まりで遊びに行ってもらいました。

死産の後、妻がテーブルの上にえみるとふみねとこころの3つのへその緒を並べて、じっと見つめている姿を何度か見たことがあります。やはり、死産は男にはわからない苦しみがあったと思います。ただ、後から妻と話すうちに、あのときは心の中で3人と話し合ったんだとわかりました。きっと子どもたちからの声が聞こえたんだと思います。その後、妻は強くなったなと思いました。

死産はもちろん悲しいことではあるんですけど、長男が僕たちのところにやってきてくれなかったら、家族に今ほどの笑顔はなかったな、と妻とよく話すんです。

長男を授かったことは、僕たち家族の希望でした。妻は振り返ってこう言いました。「新しい命を感じさせてもらえただけで、どれだけ幸せな時間だったか」

長女を失ったあの頃、僕たちはずっと後ろばかりみて生きていた。「あの日あの時にこうしていれば……」って。家を出るのが30秒ずれていればあの車と出合わなかったんじゃないかと何度も思った。でも、過去のことは考えても考えても答えは出ない。答えが出ないことばかり考えていても前には進んでいけない。

えみるが事故で亡くなった時、まだ3歳だった次女のふみねは、突然お姉ちゃんがいなくなって、とても苦しんでいた。気を紛らわせるために、おもちゃやぬいぐるみを買ってあげようとしても、ことごとく「いらない」という。で、何がほしいかと聞くと、「きょうだいがほしい」っていうんですよ。その願いをかなえてあげたいと思いました。そして、こころがおなかの中に来てくれた。

実は、長男はダウン症と診断を受けていました。主治医から「血液検査の数値に少し気になるところがある」と羊水検査を勧められ、受けて判明しました。

検査結果を聞いたときは、僕の心の中に大きな不安が広がりました。障害のある子をしっかり育ててやれるのか。次女にとって障害のある弟の存在は負担にならないか――。でも主治医は「このお子さんはきっとお2人に福を運んで来てくれますよ」とおっしゃいました。それはとてもうれしい言葉でした。家に帰って、妻は「短大で福祉を学んで、障害児施設をまわったりしていたのは、この子のためだったのかな」と言いました。えみるを失って、命の大切さをよくわかっている僕たちには、産まないという選択肢は、まったくありませんでした。

ただ、えみるのことでいろいろあったから、ふみねにはこれ以上何かを背負わせたくなかった。稼ぎ手が僕だけでしたので、僕と妻が死んだ後も、ふみねとこころがしっかり生きていけるように何かを残してやらないといけないなと思いました。僕が店を開き、2人に技術をしっかり教えていければ生きていけるんじゃないかと考えたりね。僕は広島出身だからお好み焼き屋がいいかなとか、その頃パンケーキが流行《はや》っていたからパンケーキ屋がいいか、とか。

不安があったからこそ、毎日考えるわけです。気がつくと、事故の日以来、初めて真剣に未来のことを考えていた。不安はありましたが、長男が家族のもとに来てくれたことを後悔したことは一度もありませんでした。

長女の死後、一時は「人生どうでもいいや」と思っていた自分が、そのとき「人生どうにかしなきゃ」という思いになっていました。きっと、うつむいてばかりいた僕たちに、天国のえみるが『前を向いて』と背中を押すために長男を授けてくれたと思うんです。祖父母も、全力で応援してくれました。いつのまにか家族全員が、未来に向かって歩いていました。

主治医に、遺伝子の専門医や障害に詳しい医師を紹介してもらい、ダウン症のお子さんを持つ親御さんたちにも話を聞きに行ったことも、僕たちを励ましてくれました。どの親御さんたちも、「障害ではなく個性」と口をそろえ、みなさん明るく強く育てていらっしゃった。「僕たちも強くならなければいけないな」と前を向くことができた。えみるを亡くしてからの1年は自分たち以上の苦しみはないくらいに感じていたけれど、僕らだけじゃなく、みんな何かを堪えて必死にがんばっていることにも気づけました。

きっとこころが、みなさんと出会わせてくれたのだと思いました。

妻は、「こころは、私に勇気を与えるために、私のおなかの中だけにいてくれた」と言います。こころは、僕らを強くして、そっと空にかえっていきました。

もちろん、今でも家族の中に悲しみのほうが大きく広がってしまうときもあります。こればっかりはゼロにすることはできませんからね。今は、人生は死んだときで終わりじゃないと思えるからがんばれる。僕は死んだ後、天国でえみるとこころに会って、たくさんお土産話をしてあげたい。そして、2人に「がんばったね」と言ってもらいたい。亡くなった2人が、僕の生きる力になってくれているんです。

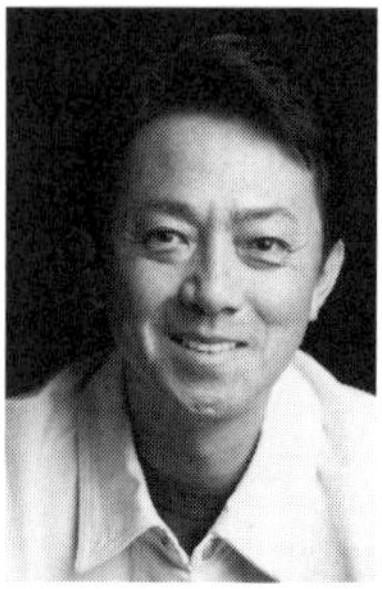

かざみ・しんご　1962年、広島県出身。萩本欽一に見いだされて1982年に芸能界デビュー。ドラマやバラエティー番組、映画や舞台などで活躍。1980年代にブレークダンスで一世を風靡《ふうび》した。1994年に歌手・荒井晶子と結婚。2007年1月に交通事故で長女えみるさん（享年10）を亡くし、命の大切さについて講演活動を続けている。

第4章　グリーフケアとは

1　悲嘆（グリーフ）のプロセス

我が子と家族の幸せな未来を描いていた親たちは、赤ちゃんの死という残酷な現実を突きつけられ、自責の念や不条理な怒りを抱え、深い暗闇の奥底に沈んでいく。

産後休暇などで自宅にいることの多い女性にとって、夫が仕事に行き、日中ひとりでいる時間は、自分だけが取り残されたような孤独感が襲ってくる。聖路加国際大学の蛭田明子助教が、学術振興会科学研究費の助成を受けて製作した「流産・死産・新生児死亡で赤ちゃんを亡くされたご両親へ」というリーフレットにも、「パートナーが仕事に戻り始める頃が一番つらかったと言う人も少なくありません」とある。

神奈川県に住む古田忍さん（47）は我が子が生後14時間で息を引き取ったが、出産後の入院中は、「自分は大丈夫だ」と思っていたという。病院にいる間は取り乱すこともなく、冷静に考えることができていた。

「退院後に気づきました。入院中はあくまで『非日常』だということを」

赤ちゃんの死を体験した人への対応を心得ている医療スタッフと比べて、両親を始め、周囲の人たちは、戸惑っているように見えた。だから、亡くなった娘のことを話したくても、困惑させてしまうだろうと思って、話をすることができなかった。

古田さんが2016年に自費出版した『はるかな空』（文芸社、著者名・ふるたし乃歩）の中に、こんなシーンが描かれている。

娘の光《ひかる》ちゃんのお別れに駆け付けてくれた方々へのお礼の品を買いに百貨店に行ったときのことだ。キッチン雑貨のコーナーを通り過ぎる際に見えた銀色の小さなスプーンから目が離せなくなった。そこには「赤ちゃんの初めてのスプーン」と書かれていた。

自分でも驚くほどの涙がこぼれ落ちた。このスプーンを光が使う日は永遠に来ないのだ、娘の成長を見ることはないのだと思い知らされた。

家にこもって過ごす日々が続いた。どんなに悲しくてもお腹が空いてごはんをたべる自分すら、許せないと思うこともあった。毎日、淡々と出勤していく夫に、「光のことを忘れてしまったのか」と怒りをぶつけたこともあったという。

産後の母親、父親には通常、自治体の保健師らによる新生児訪問指導がある。母子保健法で定められた事業で、生後28日以内（里帰り出産の場合は60日以内）に自治体の保健師や助産師が自宅を訪問する。また、生後4カ月を迎える日までの赤ちゃんがいるすべての家庭に向けて、母子保健推進員や児童委員らが訪問する「乳児家庭全戸訪問事業（こんにちは赤ちゃん事業）」もあり、育児不安や悩みを相談することができる。こちらは児童福祉法に基づいた事業だ。

ただ、こういった訪問は赤ちゃんが亡くなっている場合は受けられない。赤ちゃんを亡くした親たちは、相談する機関もない。そもそも産後の女性はホルモンバランスが乱れ、うつになりやすい。その中でも、赤ちゃんの死という大きな悲しみを抱える女性たちが、何のケアも受けられずに、孤立してしまっているのが現実だ。

せめて、出産した病院で行われる産後1カ月健診のときに赤ちゃんを亡くした女性が話を聞いてもらうことができればいいが、多くの病院ではただ母体の回復状態を診るだけで終了してしまう。

赤ちゃんを亡くした親たちの背中をそっと押し、再び前を向いて歩き出すためには「グリーフケア（悲嘆の援助）」が重要となる。

「流産・死産経験者へのグリーフケアが行われるようになったのはここ十数年のことで、

世界的にも思いのほか最近のことです」

こう話すのは、20年近く前から周産期（妊娠22週から生後7日未満まで）の死について向き合い、『赤ちゃんの死を前にして　流産・死産・新生児死亡への関わり方とこころのケア』『赤ちゃんの死へのまなざし　両親の体験談から学ぶ周産期のグリーフケア』（ともに中央法規出版）などの著書や編著がある産婦人科医の竹内正人さんだ。

グリーフケアについては、１９７０年代にイギリスで「周産期の死別」が研究されるようになり、母子の愛着が妊娠中に形成されるという研究も積み重ねられ、欧米を中心に普及したという。日本でグリーフケアが普及していく契機になったのが、２００２年に周産期に子どもを亡くした11家族が体験を実名でつづった『誕生死』（三省堂）の出版。その後、助産師を中心に、医療現場でのグリーフケアへの関心が高まった。

竹内さんによると、日本では長い間、周産期の死は「なかったこと」として扱われ、産科でも死産児を「ヒト」として意識してかかわることはなかった。出生直後の新生児死亡の場合、戸籍に残らないように死産として届け出る慣習さえあった。

グリーフケアの重要性はわかってきたものの、まだ発展途上の段階だ。

一般社団法人日本グリーフケア協会会長で、自治医科大学看護学部の宮林幸江《さちえ》教授は言う。

「死別の悲しみが心や体にどのような変化をもたらすのか、どういった経過をたどるのか、それを知るだけで、『みんなも同じなのか』『私だけが特別ではなかったんだ』と救いの1つになります」

宮林さんによると、死別を経験した人は、「亡くなった人への思慕の感情の喪失を優先する思いと、死別後の生活の変化に対応しようとする理性の現実優先が併存した不安定な日々を生きている」という。死別による心身の反応を「悲嘆（グリーフ）」というが、研究によって、悲嘆は次のようなプロセスをたどることがわかってきた。

〈急性期〉

死別直後は、感情反応がなくなったり、狼狽《ろうばい》したりするなど、急性期反応が出やすい。過呼吸や過換気症候群、手足の冷え、胸の圧迫感など、身体症状が現れる人もいる。

〈ショック期〉

悲哀をあまり感じずに、必要な行動は淡々とこなすことができる時期。緊張感がとても強く、過敏な状態にある。死別の衝撃に耐えかねて体調不良を併発していくケースもある。

〈本格的な悲嘆の時期〉

宮林さんの研究によると、日本人の悲嘆の反応には4つの特徴があることがわかった。

それが、①思慕、②疎外感、③うつ的不調、④適応対処の努力——だ。

①の「思慕」は亡くなった人をいとおしい、恋しいと思う気持ちのことで、4つの反応の中で最も強く出ることが多いという。もう一度会いたいと願ったり、無意識に思い出がよみがえったり、遺骨などに向かって話しかけたり。「朝起きたらカーテンが揺れていたのはきっとあの人が来たからだ」などと、さまざまなことを関連付けて、近くに故人の存在を感じるのも思慕による反応。宮林さんによると、写真や遺骨に話しかけるなど、亡くなった人が存在するかのように感じながら回復していくのは日本人の悲嘆の特徴だという。

亡くなった人を追い求めようとしていると、いつまでも悲しみから抜けられないと考え、遺族に対して「早く忘れなさい」と助言する人もいる。でも、思い出を振り返り、故人が自分の中に生きていることを感じて、そこから再び人生を歩んでいくほうが回復が早い。ただ、赤ちゃんを亡くした場合は一緒に過ごす期間が短く、思い出も少ない。だからこそ、出産後に対面して抱っこしたり、沐浴《もくよく》したり、かわいいお洋服を着せたり、といった思い出をできる限りつくっておくことと、「できることはした」という思いとが、悲嘆から早く回復する手助けになるという。

②の「疎外感」は、誰にもわかってもらえないと思い込み、人に会いたくない気持ちになる、自分の周りにいる人の態度が変わったように感じたりすること。買い物や外食など

街に出たときや、近所づきあいなどの場面で感じることが多い。死別から半年を過ぎたころから現れはじめ、４つの反応の中では最も早く消えていく。

③の「うつ的不調」は、予想を超える苦痛に心が反応し、眠れなくなったり食欲が低下したり、無関心、無気力、不安や恐怖など、うつとそっくりの症状が現れる。死別後は知らず知らずのうちに緊張状態が続くので、交感神経と副交感神経のスイッチの切り替えがうまくできないことが原因だという。特に、命日や誕生日などが近づくと反応が強く出て、これを「命日反応」と呼ぶ。

赤ちゃんを亡くした親たちの中には、１年後や２年後にひどいうつ症状が出て、一番つらい時期を過ごす人もいる。悲嘆の反応とは別に、自責や怒りの感情があふれ出るケースもある。赤ちゃんの死に対して「自分が何か悪かったのではないか」と罪悪感を抱いてしまう母親も多く、医療関係者に対して「見落としはなかったのか」「判断は適切だったのか」などといった怒りがわいたり、「なぜ私の赤ちゃんだけ」という理不尽な思いを抱くこともある。

④の「適応対処の努力」は、「今のままではダメだ」「亡くなった人の分まで頑張らなければ」などと自分を奮い立たせ、無理に頑張る反応。思うようにいかず、自分を責め、自信を失い、また頑張る……を繰り返す。

「大切な人を亡くした人は、常に①～③の3つの心的反応と、④の現実に戻ろうとする理性が天秤《てんびん》の上で揺れ動いて、時間が経つにつれ、その揺れ動きがゆっくりになっていきます。悲しみは一生消えるものではありませんが、平均して死別後4年半ほどすると悲嘆の反応は落ち着いてきます」（宮林さん）

神奈川県川崎市に住む小泉由紀子さん（48）の自宅は、リビングに隣接する和室に、紺のブレザーとグレーのスカート、リボンのついたブラウスがハンガーに提げられ、ランドセルやカバン、かわいい長靴などがきれいに並べて置かれている。それらは、生まれてまもなく亡くなった凪沙《なぎさ》ちゃんと、その後に流産した万凪《まな》ちゃんのものだ。制服のような服は、凪沙ちゃんが生きていれば中学生になる春に、近隣の制服と似た洋服を買い求めたという。また、壁につけておかれた座卓には、凪沙ちゃんの遺骨や写真が置かれ、たくさんのお菓子がそれを囲むように並べられていた。聞くと、月命日の頃に、いつも夫の淳一さん（53）が仕事帰りに買ってきてくれるものだという。夫婦は今でも、天使になった娘たちがまるで生きているかのように愛情を注いでいる。

そんな夫婦に対して、「死んだ子の年を数えるようなことをしないほうがいい」と言った人がいたという。「そういうふうにしているから、次の子を授からない」と言う人もいた。「でも」と、由紀子さんは言う。

「悲しくてやっているんじゃないんです。誕生日や月命日に、お空にいる子どものことを思って、洋服や靴を選ぶのが楽しいんです。誰かに認めてほしいとは思っていません。ただ、この家の中で子どもたちと一緒に暮らしていきたい。私たちがこうしたいんだから、家の中でぐらい好きなようにさせてほしいって思います」

そしてこう続けた。

「人から見たらかわいそうに見えるかもしれない。確かに、目の前に娘たちがいて一緒に暮らすことができたら、もっともっと幸せだったかもしれない。でも、凪沙と万凪が私たちをお父さんとお母さんとして選んでおなかに来てくれたことが、ただうれしくて。だから親としてできることをやってあげたいと思うんです。私たち家族は心と心でつながっているって、私も主人も信じています」

由紀子さんは「悲しみとは決別したわけではないけれど、心穏やかに過ごせるようになった」という。宮林さんが説明したように、亡くなった我が子の存在を近くに感じながら生きていくことは、悲嘆からの回復に効果がある。赤ちゃんを思う両親の気持ちを尊重することが、大切なのだろう。

2 「人の命は、長さじゃありません」

実際の医療現場では、どのようにグリーフケアが行われているのだろうか。医療者はどんな思いで、赤ちゃんの死に直面する親たちに寄り添っているのだろう。

竹内正人さんは、医師や看護師などができる周産期のグリーフケアとして、「出産後の母親に赤ちゃんに会ってもらう」ことのほか、「医学的に許されるのなら、自然分娩《ぶんべん》でお産をする」「出棺までは冷蔵庫に入れずに母子同室で過ごしてもらい、できるだけたくさんの思い出を残してあげるようにかかわる」ことなどを挙げる。

思い出の例としては、手形・足形をとることや、髪の毛や爪を切って残す、写真やビデオに撮るなど記録を残すことのほか、沐浴やおむつ交換、母乳を与えることなど、親子のふれあいの記憶もその後の支えになる。

赤ちゃんを亡くした両親は、悲しみ、混乱し、我が子に何をしてあげられるのか考える余裕はほとんどない。亡くなった子とどう過ごしたらいいのかわからず、写真撮影などもためらう人もいる。そんなときに、身近にいる医療者が赤ちゃんの誕生を認め、かわいい存在なのだと安心感を与えてくれたり、赤ちゃんにしてあげられることを提案してくれたりしたら、両親は我が子に精いっぱいのことをしてあげられたと思えるお見送りができるかもしれない。

ただ、こうしたグリーフケアは標準化できるものでも正解があるものでもなく、赤ちゃんを亡くした両親へいつも同じケアをしても、受ける側のとらえ方や感じ方には違いが出てくる。例えば、自然分娩での死産を「親としての実感を得られてよかった」と考える人もいれば、「つらい記憶が体に刻み込まれた」と感じる人もいる。竹内さんは言う。

「医療者である前に、普通の感情を持つ1人の人間として、寄り添うことが大切なのだろうと思います」

竹内さんが医師になった頃、亡くなった子どもを母親に会わせることはしていなかったという。その理由は、分娩直後に会わせると母親のショックが大きくトラウマになるから、子どもに情が移って忘れられなくなるから、など。「根拠のない慣習を鵜呑《うの》みにして、周産期の死をきちんと受け止めようとしていなかった」と当時を振り返る。

竹内さんには、「赤ちゃんの死」を「大切な人の死」として受け止め、亡くなった赤ちゃんを母親に会わせるきっかけになった忘れられないお産があるという。

ある時、常位《じょうい》胎盤早期剝離で亡くなった赤ちゃんがいた。その表情は穏やかで神々《こうごう》しくて、母親がこの子と会うことができないなんてことがあっていいのだろうか、と思ったという。竹内さんは、父親に「お母さんにも、赤ちゃんに会ってもらいたい」と説明し、赤ちゃんを病室へ連れてきた。周りのスタッフは啞然《あぜん》としていたが、赤ちゃんを抱いた母親は、穏やかな表情に変わっていった。

「赤ちゃんが絶対に元気に生まれるというのは『神話』です。周産期の現場では生の隣に、死が厳然と存在する。赤ちゃんの死を無かったことにするのではなく、受け入れていくことが大切なのだと感じました。周産期の死に直面したとき、医療者が心がけるべきことは、生きて生まれてきた子と同じように丁寧に接すること、です」(竹内さん)

1992年、日本で初めて小児専門病院に産科が設置された神奈川県立こども医療センターは、おなかの子に病気が見つかった妊婦やリスクの高い出産を控える妊婦を多く受け入れていて、日々母子の命と向き合っている。

母性病棟で働く助産師の舟山ゆかりさん(51)は先日、おなかの子が長く生きられない

のもとを訪れた。

「おなかにいる間にいっぱい思い出をつくっていらっしゃい」

数週間後、その赤ちゃんは子宮内で亡くなり、死産のために入院した妊婦が、舟山さんのもとを訪れた。

舟山さんの言葉を受けて遊園地に行ったそうだ。そのとき、「おなかの赤ちゃんが今までにないぐらい元気に動いた」のだという。おなかが大きい姿の写真もたくさん写したという。赤ちゃんの死という悲しみの中で、赤ちゃんとの大切な思い出ができたことを「とてもうれしかった」と報告してくれた。

舟山さんには苦い経験がある。今から約30年前、助産師として就職した別の総合病院で初めて死産の分娩に立ち会ったとき、手のひらに隠れてしまいそうなほどの赤ちゃんを目の前にし、母親に声をかけることもできずにそっと冷蔵庫に安置した。その後、父親と祖父母の意向に従って、赤ちゃんを母親に会わせないまま出棺した。竹内さんと同様、その当時は、「思いが残るから」といった理由で母親を赤ちゃんに会わせないことが一般的だったという。亡くなった我が子を抱っこしたり、写真を撮ったりするグリーフケアが広く知られるようになったのはそれから十数年後のこと。舟山さんは、「自分の無知で母親につらい思いをさせた」と、今でも後悔の念が消えないという。

舟山さんはその後、現在の病院に移り、赤ちゃんが亡くなってしまっても母親が赤ちゃんに会うのは自然なことであり、親子の時間を大切に過ごしてもらうことが、悲しみを乗り越える力になるのだと気づいた。たとえ赤ちゃんが亡くなっても、生まれた赤ちゃんと同じように接している。

神奈川県の森本麻理さん（39）は、2010年に神奈川県立こども医療センターで第2子の長男・和也《かずや》くんを出産した。

和也くんは「点状軟骨異形成症」という疾病で、肋骨の異常で肺の発育が十分でなく、自発呼吸ができなかった。産声もあげなかった。懸命に泣こうと力いっぱい体を動かしていたが、酸素を送っても肺に入っていかない。これ以上頑張らせるのはかわいそうだと思い、医師と相談の末、人工呼吸器などの延命治療をやめることにした。

病室で一晩、親子3人の時間を過ごした。胸に抱かれた和也くんは、一度だけ目を開けて麻理さんと夫を順番にゆっくりと見つめたという。和也くんは翌朝息を引き取った。

麻理さんは、亡くなった子は霊安室に置かれ、すぐに火葬されてしまうものかと思っていたが、看護師が「母子同室もできますよ」と提案してくれ、一緒に過ごすことができた。退院までの間、病室へ入ってくる看護師や助産師がみんな、「かわいいね」「抱っこしてもいい？」と声をかけてくれる。みんながあまりにも自然に和也くんに接してくれる姿を見て、麻理さんは、「看護師さんたちはこの子が亡くなったことを知らないのだろうか」とさえ思ったという。

看護師に勧められ、亡くなった後に和也くんをお風呂に入れた。そんなことができるとは思っていなかった。優しく顔や体をなでると、目を閉じた和也くんがとても気持ち良さそうにしている気がした。ある看護師は、折り紙と折り紙の本も持ってきてくれ、麻理さんは和也くんの棺に入れるベビーシューズを心を込めて折った。手形や足形も残すことを提案してくれた。写真も撮っていいのか迷ったが、看護師の助言でたくさん残すことができた。

退院後、深い悲しみが訪れた時期もあった。当時4歳の長女を連れて公園で遊んでいると、和也くんと同じ月に生まれた赤ちゃんに会った。胸が苦しくなった。街で元気な赤ちゃんや、幸せそうな妊婦を見るのがつらくて、外出を避けた。レストランで赤ちゃんの声が聞こえると席を立った。「どうして自分だけこんな悲しい目に遭うの」と思った。悲しみの波を乗り越えながら、徐々に笑顔を取り戻した。麻理さんは翌年、次男を出産し、和也くんはお兄ちゃんになった。

毎年、和也くんの命日が近づくと心が乱れたが、4年目の命日を迎えたとき、悲しみがそれまでより薄くなり、気持ちが落ち着いていることに気づいた。薄情な母親だと落ち込んだりもした。そんな時、大切な人を亡くした人をサポートする活動をしている天使ママに出会い、「グリーフケア」というものを知った。その後、自分も日本グリーフケア協会の認定資格「グリーフケア・アドバイザー2級」の講座を受け、悲嘆の反応やそのケアについて学び、4、5年で心が回復するのは、薄情なのではなく自然なことだったのだと知り、気持ちが楽になった。そして、この講座を受けて気づいたことがもう1つあるという。

「和くんと死別した後も笑顔で生活を送れているのは、子どもたちや家族のおかげです。でも何より、入院中に看護師さんから温かいケアを受けたおかげで、私は和くんの死を受け入れ、きちんとお別れすることができた。だからこそ、前を向けるようになったんだ、とわかったんです。今後は自分が、天使ママさんたちの心に寄り添える人になりたい」

麻理さんは、カウンセリングやグリーフケアの勉強を続けている。

この章のはじめでも紹介した古田忍さんも、神奈川県立こども医療センターで出産した。自宅のリビングには、生後14時間で亡くなった第1子の長女・光《ひかる》ちゃんの写真が飾られている。

「お目めが開いた写真はこの1枚だけなんです。出産後に、目を開けた写真が撮りたかったね、という夫との会話を聞いていた看護師さんが、その後お世話をしているときに、目を開けそうになった娘をパッと撮ってくれたそうです。その気持ちが本当にうれしくて」

2003年秋に妊娠がわかった。結婚10年目に初めて授かった赤ちゃんだった。

忍さんはもともと子どもがあまり得意ではなく、「公園デビュー」や「ママ友付き合い」の自信もなかった。子どもを育てることが不安だったはずなのに、妊娠を確認しに病院へ行き、モニターで元気に鼓動を打つ心臓を見たとき、自然と涙があふれ、長年の憂鬱《ゆううつ》が一瞬で吹き飛んだという。

その日から妊娠8カ月までは幸せな日々が流れていった。妊婦健診はまるでイベントのようにワクワクしながら通った。家には赤ちゃんの肌着やおむつがどんどん増え、それを見るたびに幸福な気持ちが膨らんでいった。空に満ちていくまぶしい初日の出を見て、赤ちゃんの名を「光」にしようと決めた。

順調なマタニティライフが一転したのは、妊娠9カ月に入ったばかりの頃。里帰り出産を控えた転院前の最後の妊婦健診だった。医師はエコーの動画を繰り返し見て、厳しい顔つきで言った。

「胃袋の位置が普通とは逆になっているように見えます」

小児専門の神奈川県立こども医療センターでさらに詳しく検査してもらうと、「無脾《むひ》症候群」だとわかった。医師からは「確率的に、何万人に一人という割合で生まれてくる疾患」と説明された。成人を迎えられる患者もいるが、さまざまな疾患が組み合わさっていると治療が難しく、「予後不良の疾患」とも言われる。

医師の説明を聞きながら、忍さんはなぜだか前向きだった。そして、おなかをさすりながら思った。この子はこんなにも重い疾患を抱えてまで、私たちのところに来たかったのね、と。

それから待機入院までの約1カ月半は、努めて明るく過ごした。光ちゃんにこの世の風景を見せてあげたい、とよく外出した。満開の桜の下を歩きながら、来年一緒にくぐることはできないかもしれない、と涙が込み上げてきた。でも、この子に届ける風景を涙で歪めたくない、と必死でこらえた。

予定日を5日過ぎた早朝、弾けるような産声を響かせて、光ちゃんが誕生した。生まれたばかりだというのに、大きく目を見開いて忍さんと夫の顔を見つめていた。光ちゃんが目を開けて2人を見つめたのは、そのときが最初で最後だった。忍さんたちが、迷わず立ち会い出産を選んだのは、光ちゃんの願いだったのだろうと考えるという。

生まれた後の診断で、肺から心臓へ動脈血を運ぶ肺静脈がほとんど閉鎖していることがわかった。肺静脈還流異常も重なっているため、当時、手術の成功例がないほど厳しい状態だった。主治医の川滝元良《もとよし》医師（61、現・東北大学病院産婦人科）からは、2つの選択肢が示された。

「わずかな可能性に賭けて手術することもできますが、手術中に亡くなることもあり、もう抱っこはできないかもしれません。手術をせずに、家族でゆっくり過ごされるのが、光ちゃんにとっていいのではないかと思います」

命と向き合う究極の選択だが、悩む時間はない。忍さんは隣に座る夫の目を見た。

「しないで……いいよね」

「うん」

2人は、光ちゃんには赤ちゃんらしく家族に抱っこされて穏やかに過ごす人生を送ってほしいと願った。すると、川滝医師はＮＩＣＵに併設する個室で過ごす時間を設けてくれた。

個室へ連れてこられた光ちゃんは、かわいい洋服を着てピンクの靴下を履いていた。

忍さんと夫のほか、病院へ駆けつけた光ちゃんの祖父母、そして忍さんの姉で代わる代わる娘を抱き、微笑みかけ、温かい時間が流れていく。そこへ、部屋に入ってきた川滝医師が、窓のカーテンを開けた。

「先生、写真がうまく写らなくなりますから、カーテンは閉めてください」

看護師が苦笑いしながら言う。

「あ、そうか」

そう言って、川滝医師は再びカーテンを閉じた。この時、なぜカーテンを開けたのか。忍さんはその理由を、光ちゃんが亡くなった後に知る。


個室で親子3人の時間を過ごし、光ちゃんはNICU(新生児集中治療室)に戻った。

その日の夜、NICUから緊急の呼び出しがあって駆け付けた。覚悟はしていたが、こんなにも早くそのときが訪れるとは思っていなかった。忍さんが「母乳をあげたい」と言って、小さなスポイトを川滝医師に手渡すと、光ちゃんの口元にそっと垂らしてくれた。強心剤を打っても、もう心臓の動きは活発にならない。光ちゃんを抱きしめて、最後の言葉を伝えた。

「ずっとずっと愛しているよ、光」

隣でむせび泣いている夫を見て、忍さんは「ああ、お父さんにも抱きしめてもらわなくっちゃね」と抱っこを代わった。夫も最後の言葉を伝えた。

「生まれてきてくれてありがとう。光」

後日、光ちゃんの解剖の結果を伝えてもらったときのことだ。本来なら出生後30分ももたないほどの重篤な症状だった光ちゃんが、14時間生きられた理由がわかった。ほぼ閉鎖した肺静脈の手前から無数の毛細血管が心臓につながっていたのだという。川滝医師は言った。

「光ちゃんは精いっぱい生きましたね」

静かに言葉を続けた。あのとき個室のカーテンを開けたのは、外に出られることはない光ちゃんに、せめて窓から空を見せてあげたかったのだ、と。そして、忍さんの目をまっすぐに見つめて言った。

「人の命は、長さじゃありません。密度です」

その言葉を聞いて、忍さんは、たくさんの人からたくさんの愛をもらい、持っていた最大限の命を生きた娘を誇らしく思えた。

この思い出を、忍さんは自費出版した『はるかな空』に書いた。赤ちゃんを亡くした母親たちが集まって活動する「天使のブティック」の仲間である横浜市の竹縄晴美さん

（51）はこの本を読んだとき、2001年に亡くなった娘の美衣《みい》ちゃんが、その後も川滝医師の中で生き続けていたんだと感じて、涙があふれた。

晴美さんは、亡くなった子どもは親の心の中にしかいない、と思っていた。だから、川滝医師の心の中に、自分の娘が生きていたということが、本当にうれしかったのだという。

美衣ちゃんは21トリソミー（ダウン症）による合併症のため、神奈川県立こども医療センターのNICUで4カ月半の命を終えた。亡くなる少し前に、NICUに併設する個室を初めて利用した晴美さんは、主治医の1人だった川滝医師から、最後にしてあげたいことを聞かれて、「カーテンを開けて空を見せてあげたい」と答えた。NICUはいつもブラインドが下ろされ、美衣ちゃんはまだ一度も空を見たことがなかったからだ。夫婦でアウトドアが趣味で、子どもが生まれたら外にたくさん連れて行ってあげたいと話していたのに、娘は一歩も外に出られないまま人生を終えようとしている。

川滝医師は、人工呼吸器や点滴の管がついて簡単には動かせない美衣ちゃんのベッドを窓際に移動し、カーテンを全開にした。そこには、白い入道雲が広がる、真っ青な夏の空があった。窓越しにも夏の暑さを感じられた。晴美さんは言う。

「あのとき空を見せてあげられなかったら後悔しかなかった。今も川滝先生のおかげで、美衣が生まれてきてくれてよかった、と思えるんです」

川滝医師は、今でも忍さんと晴美さんの赤ちゃんをよく覚えている。10年以上も前に、短い時間患者だった2人の赤ちゃんの様子や検査画像の内容まで記憶しているほどだ。

「どんなに手を尽くしても治せない患者さんがいる。1つの命が終わりを迎えても、僕たちはそれを次に生かしていく。患者さんやご家族が望むことがあれば、次の患者さんにそれをしてあげたい。短くても、生まれてこられなくても、無駄な命だったとは思ってほしくないからです。治らない患者さんにこそ、向き合いたい」（川滝医師）

＊

忍さんは取材の後日、私にメールをくれた。そこにはこう書かれていた。

「川滝先生の中に美衣ちゃんが生きていること、そして竹縄家の思いが受け継がれて、古田家の思い出をつくってくれたこと。これも1つの『命のバトン』だと思いました。そして、治せない病気であっても、心に受ける傷をふさいでくれる思いやり、これも医療だと思いました」

3　今も食べられないお赤飯

病院で温かいグリーフケアを受けられ、前を向けた母親もいるが、1章に書いたように、死産後に赤ちゃんが金属トレーに載せられたり、会いたいとお願いしたのに会わせてもらえなかったりするなど、心に深い傷を負う対応をされた母親もいる。

3章で紹介した順子さんは、産後1カ月健診のときに病院でつらい思いをした。

死産後の、産後1カ月健診のため、病院からは午前10時半に産婦人科に来るように、と言われていた。赤ちゃんが亡くなった場所でもある病院に行くのは気が進まない。ましてや大勢の幸せそうな妊婦があふれている。亡くなった娘がまだおなかの中で生きていたときに通っていたいすに座って待つなんて、耐えられないと思った。

予約したときには、病院側も「おつらいでしょうから、すぐにお呼びしますので……」と言っていたので、その言葉を信じ、我慢して待っていた。

ところが、10分、20分、30分と時間が過ぎても、なかなか呼ばれない。だんだんと苦しくなってきた。

もうこの場所にはいられない、と思った。受付に行って事情を説明しようと思ったが、泣いてうまく伝えられない気がしたので、メモに「死産をしたものです。他の場所で待たせてもらうか、早めに呼んでほしい。赤ちゃんを亡くした人の気持ちも考えてほしい」という趣旨のことを書いて、スタッフに渡した。

その後、すぐに呼ばれたが、亡くなった娘と同じ時期に生まれた赤ちゃんを見なくてはいけない時間は、つらいだけのものだった。


聖路加国際大学「天使の保護者ルカの会」でグリーフカウンセリングを担当する石井慶《けい》子《こ》さんは言う。

「病院内のグリーフケアは、ケアに関心のある医療者が中心となって行っているのが現状です。患者の悲嘆をよく学んで充実したケアを行う病院がある一方で、そうでない病院もあり、グリーフケアには、施設により差が存在し、傷つく母親は今もいます」

石井さんは20年前に赤ちゃんを生後1時間で亡くした。医療者の間にグリーフケアなどの意識がまだなかった時代。赤ちゃんが生まれた日の夕食に、お赤飯が出されたという。

「産後最初の食事としてお赤飯が出るのは、通常のお産であればごく普通のことでしょう。

でも、子どもが亡くなって、お通夜ともいえる夜です。私は、情けない気持ちになり、泣きながら、石のような味のお赤飯を食べました。それしか食べるものがなかったからです。でも、このことでクレームを言うほどのパワーは、私にはありませんでした。その時、病院では、子どもを亡くした親が、お赤飯を出されることで何を感じるかまで、誰も考えていなかったのかもしれません。単純に生まれたことを祝いたいということであったのかもしれません。私もその後、グリーフカウンセリングなどの活動をする中でわかったことですが、確かに、亡くなった子どもが生まれたことを祝って欲しいというお母さんもいます。でも全ての人がそう思うわけではないのです。個人のグリーフはこのように違う可能性がありますす。あの時、誰かから『出産後ということで、お赤飯の食事が出ますが、よろしいですか。普通食がいいですか』という質問があれば、私は普通食を望み、あれほど傷つかなかっただろうと思います」

石井さんは今も、お赤飯を食べられないという。

医療者の間にグリーフケアが広がってきた一方で、石井さんが指摘するように、現代では、「施設ごとの差」に傷つく人も増えている。

インターネットが普及し、赤ちゃんを亡くした親たちがブログやSNSなどで自分の体験を伝えるようになった。そこには、我が子が生きた証《あかし》を残したいという思いや、実際に同じ体験をした人と交流したいという思いもある。体験者たちはネット上の交流で支え合ったり、たくさんの気づきを得ることができるが、一方で、ほかの人が受けたケアや赤ちゃんへのお見送りを知る機会が増えることで、「私は何もしてやれなかった」「我が子にああしてあげればよかった」と後悔する人もいる。

赤ちゃんを亡くしてから火葬まで、赤ちゃんと過ごせる時間は限られるが、一方で親たちは初めてのことにどうしたらいいのかわからず、ショックで思考力も低下している。すぐに決断することが難しい場合もある。だからこそ、「亡くなった赤ちゃんに、こんなこともできますよ」と教えてくれる医療者の存在や、限られた中でも、思考し選択する時間を与えてくれる環境が重要になる。この期間に考えて実行できたことが、将来にわたり、親たちの支えとなるという。

このようなグリーフケアの必要性が浸透するにつれて、マニュアル化によってケアを均一化しようとする施設もあるが、悲しみのかたちは個別に違う。ケアを志すのであれば、さまざまに発信される体験者の声から学び、それぞれの遺族の悲しみの多様さに沿ったケアが大切だ。

石井さんも所属している、赤ちゃんを亡くした家族が望ましいケアやサポートを受けられる環境づくりを目指す「聖路加国際大学ペリネイタル・ロス研究会」では、「天使の保護者ルカの会」のお話会活動を通じて、体験者を支援する一方、医療従事者に向けて、研修会を毎年開催している。その学びの場で、家族に情報を伝える時期や伝え方は難しいことや、その際には丁寧なコミュニケーションが必要なことを伝え続けているという。

また、悲しみの表し方には一般的に男女の違いがある。女性は1日中涙を流し、悲しみを吐き出すことも珍しくないが、男性は「男は泣いてはいけない」という通念に縛られて感情にふたをしてしまう傾向がある。前出の宮林幸江教授は「男性のほうが悲しみを引きずってしまうケースは多い」と話す。

男性の場合は特に、亡くなった子どもの話を外でする場所が少ない。3章にも登場した子宮内で亡くなった彩衣里ちゃんの父親、篤史《あつし》さんは「自分たちの中で子どもの存在が残り続け、終わっていない出来事なのに、周りの人たちからは過去のこととして扱われ、忘れられていく。だからこそ、打ち明けられなくなり、苦しさや生きづらさを感じる気がするんです」と話す。

さらに、赤ちゃんを亡くした場合、妊娠がわかってから長い間新しい命を意識し、出産の時には我が子として強い愛着を持っている女性と、死産や新生児死の直後には親としての実感がまだ持ちにくい男性の間に、気持ちの差が生じてしまうことも少なくない。死産を体験したある女性は「2人でいるのに孤独だった」と話す。赤ちゃんが亡くなった後の役所への届け出、火葬の手配などを父親が担うことも多く、悲しんでいる暇もない、ということもある。

男性は我が子の死をどう感じたのか。2章でも紹介した、私の友人で、18トリソミーの娘を死産した祐佳《ゆか》の夫のヤスさんは言う。

「人に言われてなるほどな、と思ったことなんだけど、女の人は、腹の中で10カ月かけて母親になっていくけど、男の人は生まれてから父親になるから、親になる実感とか親としての気持ちというのは男女で雲泥の差がある。俺も、『親としての自覚はあるのか』と聞かれても、娘がいたんだという事実はあるけど、胸張って『親なんですよ』とは言いにくい部分があった」

それでも、18トリソミーの疑いがわかってから夫婦で話し合う中で、まだ見ぬ娘のことを考え、娘の運命や生きたいという意思を信じようと思い至り、親としての気持ちが芽生えてきた。そんな中での突然の子宮胎内死亡だった。

娘が亡くなった後、悲しみに襲われた。中でも火葬のときがつらかった。我が子を抱っこしたときの温もりを思い出し、その姿がなくなってしまうことが耐えられなかった。それでも人前では泣けなかった。妻のほかにも集まった両家の両親やきょうだいが涙を流して悲しんでくれる。それを見て、俺がしっかりしなければ、と思った。「ちょっと煙草吸ってきます」と言ってその場を離れ、ひとりで泣いた。その後、日常生活に戻っても泣く場所はなかった。

「2人して落ちてしまったら戻れないから。祐佳が沈んでいれば、俺が引き上げてあげられるようにしないと、と思っていた」

和佳奈《わかな》ちゃんの死産から2、3週間たった頃、祐佳は「娘の死の悲しみと産後うつがダブルで来た感じ」という状態だったという。

和佳奈ちゃんに会いたくてたまらない。それ以外のことは何もやる気が起きず、家事にも心が入らない。テレビの音も耳に入らない。何を食べても美味《おい》しいとは思えず、無味のものを無理やり口に押し込んでいた。

一方、ヤスさんはその頃、複雑な心境で仕事をしていたという。フリーランスで働いているヤスさんは「たとえ親が死のうが家族が死のうが、仕事を受けたのなら自分でやるしかない」と思っていた。それに、仕事をしないということは収入がゼロになることでもある。出産直後で祐佳が当分働けない今、家族の生活を守るのは自分なのだと、これまでと同じかそれ以上に仕事した。

ある夜、祐佳が夕飯をつくっている最中にヤスさんが帰宅した。ドアが開いてヤスさんの顔を見るなり、「和佳奈のところへ行きたい」と泣き出す祐佳に、ヤスさんは言った。

「乗り越えていくしかないんだよ」

その一言に、祐佳は切れた。

「乗り越える? なにそれ。一生乗り越えられるわけないじゃない!」

祐佳は、つくりかけの料理や調理道具をヤスさんに向かって投げつけた。祐佳を止めようと、ヤスさんは両手で祐佳の肩をつかむ。産後の体力が回復していない祐佳がふらつき、そのまま壁にぶつかった。ドーン、という音が響いた。祐佳は泣き崩れた。

数十分後、チャイムが鳴った。ドアを開けると警察官がいた。大きな音を聞いたマンションの住人から通報があったという。「なんともありませんから」と言っても警察官は「事情を聞く」と帰らず、ケンカの原因として、赤ちゃんを亡くしたこと、死産した日付などを細かく聞かれた。祐佳は、全く関係のない人にずかずかと心の中に入ってこられたような気がして、さらに傷ついた。

こうしたケンカや気持ちのすれ違いが重なり、離婚話も出た。離婚届にそれぞれが記入し、判もついた。それでも別れは選ばなかった。その理由を、祐佳はこう話す。

「一度、ヤスさんが和佳奈のお骨の前でひとりで泣いている姿を見たことがあって。つらいのは私だけじゃないんだな、この人はそういうことを全部隠して仕事に行っているんだ、と気づくことができた。やっぱりひとりじゃないんだと思えたことが大きかった。亡くなった和佳奈を病院から自宅に連れて帰る際に、自家用車で送ってくれた葬儀社の50代の男性スタッフさんが、『だんなさんと悲しみ方は違っても、悲しいという気持ちだけは変わらないんですよ』と教えてくれたことを思い出した。父親にも同じ悲しみ方を求めてしまうといけないんだなと思ったんだ」

とことん話し合い、お互いの良いところも悪い部分もさらけだし、ぶつかり合ってきた2人には、結婚1年目とはとても思えない、息の合った落ち着いた雰囲気が漂っている。

祐佳が隣に座るヤスさんを見ながら言った。

「でもこの人、和佳奈が亡くなっても、人前だからって泣かないのに、同じ月にあった（プロ野球DeNAの）三浦大輔引退セレモニーのときは泣いていて、『コノヤロー』と思ったこともあった（笑）。自分と関係ないところでは泣けるけど、自分のことでは我慢して泣かないんだよね、ヤスさんは」

2人はまた笑い合えるようになった。けれども、夫婦間にできた溝を修復できずに離婚を選ぶ夫婦もいる。

赤ちゃんの死というと母親である女性ばかりに焦点が当たるが、男性には男性にしかわからない苦しみもあるだろう。グリーフケアは、こうした性差にも気を配っていく必要がある。

4　天使のブティック

悲嘆を消化していく作業を「グリーフワーク」というが、悲しみからの回復に効果があるのは、つらい感情にふたをせず、話したり書いたりして表に出していくこと。特に、家族や友人、最期を看取った人たちと亡くなった人の思い出を語ることが有効だと、前出の宮林幸江教授は言う。赤ちゃんを亡くした女性は家にこもりがちになるが、それが2、3年続くとグリーフワークも大幅に遅れ、社会復帰はますます難しくなる。宮林さんは「外との接触を絶たないようにすることが大切で、そのためにも、死別後の1年間は特に健康でいることが重要です」と言う。

ただ、赤ちゃんを亡くした場合はその体験を話せる相手や場所が身近ではなかなか見つかりにくい。そこで、「天使ママ・パパ」のブログなどを通じて体験者とつながったり、各地で定期的に開かれている当事者の集まりに参加したりすることも、悲しみからの回復に効果がある。

インターネット上には、流産・死産・新生児死亡などで子どもを亡くした家族のための自助グループを結ぶネットワークサイト「天使がくれた出会いネットワーク」(http://tensigakuretadeai.net/)などもある。大勢の中で話すことが苦手な人や、ほかの人の体験を聞くことがつらいという人は、1対1のグリーフカウンセリングなどもある(例えば、聖路加国際大学で行っている「天使の保護者ルカの会」グリーフカウンセリングなど)。

宮林さんによると、ほかにも家の整理や、庭仕事、清掃など「やり終えた」と思えるような完結する単純作業も心を落ち着ける効果がある。社会に貢献できる行動をすると、なおさら心身の回復は早く進むという。


都内に住むキミコさん(仮名、46)が2回の流産と死産の後、心の支えになったのが、横浜市内で活動している「天使のブティック」だった。ここでは、死産や流産、新生児死などで赤ちゃんを亡くした女性たちが月に一度集まって、お空に送り出す赤ちゃんに着せる小さいサイズのベビー服や帽子などを手縫いでつくっている。

キミコさんは、赤ちゃんがおなかの中で亡くなっているとわかったとき、最初の流産のあとにインターネットで見つけていた天使のブティックのサイトをもう一度訪れ、「お洋服を譲ってもらえませんか」とメールを送った。年末だったにもかかわらず、すぐに返信が届き、ベビー服が送られてきた。身長15センチの小さな小さな息子を、かわいい服を着せて見送ることができたことに今も感謝している。そして、「自分もベビー服を作りたい」と参加した。

活動には毎回20人から30人が集まり、天使になった子どもたちを思いながら、ひと針ひと針縫い進める。服を作りながらのおしゃべりに、亡くした我が子の話も混じる。参加者に話を聞くと、同じ体験をしたからこそ心置きなく相談し合えると言い、会に参加して次の子を妊娠したいと思うようになったという人や、納骨などのタイミングを自分で決めていいと思えたという人は多い。キミコさんも「つらい経験をしたのは自分1人じゃないと思えたし、みんなそれぞれ悲しみや心の葛藤を胸に抱えていて、それでも頑張って生きているんだと知って、自分も勇気が出てきた」と言う。

天使のブティックは、代表の泉山典子《いずみやまのりこ》さん（56）らが2001年に活動を始めた。典子さんの次男・和人《かずと》くんは1999年、妊娠24週のときに605グラムで生まれ、1年以上を神奈川県立こども医療センターのNICUで過ごした。

和人くんが1歳8カ月で亡くなった後、典子さんは、お世話になった同センターのために何かできないかと職員に相談したところ、「亡くなった小さい赤ちゃんを天国にお見送りするための洋服がない」と聞いた。市販のベビー服は50センチからが主流で、数百グラムで亡くなった赤ちゃんには大きすぎて、より悲しみを深くしてしまうというのだ。

最初は1人で縫い始めた。和人くんの仏壇の前でひと針ひと針縫っていると、その時間、お空の上の息子とつながっているような気がした。集中して縫うことが癒やしにもなった。その後、赤ちゃんを亡くした母親たちとグループをつくった。

市販品にはない8センチから40センチのベビー服をこれまでに5120着製作した。活動のための会場費や布などの材料費はすべて寄付で賄い、赤ちゃんが亡くなったご家族に医療機関を通じて無償で渡してもらっている。

今では全国99の医療機関に置かれるようになった天使のブティックのベビー服も、活動を始めた頃は病院側に受け取ってもらうのも難しかったという。最初の5、6年間は学会など医療者が集まる機会にベビー服を展示し、知ってもらうことから始めた。ある公立病院からは「寄付は禁止されているから」と受け取りを拒否されたことも。「ご家族へのプレゼントですから仲介していただくだけでいいので」と丁寧に説明を重ね、置いてもらえるようになった。

2015年12月に、妊娠19週で双子の娘を死産した都内在住の阿部颯美《さつみ》さん（33）は、医師から「赤ちゃんに天使のブティックのお洋服を着せませんか」と小さな手縫いのベビー服を何着か手渡された。颯美さんは、赤やピンク、黄色のかわいい布で作られたベビー服の中から2つ選んだ。お金がかかるのかと思ったが、聞けば同じように赤ちゃんを亡くした母親たちがボランティアで作っている洋服だという。

8センチのベビー服は、阿部さんの娘たちにもぴったりだった。

「かわいいピンクのお洋服を着せてもらった娘たちは、人間らしくなって、本当にうれしかった」

病室に戻り、あらためて娘たちと対面したとき、洋服とセットになっていたメッセージカードを手渡された。そこにはこう書かれていた。

気に入っていただけましたか？
あなたと同じ様な経験をした私たちが
あなたのお子さんのために
そして自分たちの深い悲しみから立ち直るために

ひと針ひと針
心を込めて縫いました。
優しさをいっぱいもらって
そのかわいいかわいいお子さんの姿を
どうぞ心に焼き付けて
大切な思い出にしてください。

『このお洋服を着た子に会ったら
お友達になって一緒に遊んであげてね』
自分たちの天使にそう語りかけています。
ひとりじゃないですよ、お子さんもお母さんも。

同じ経験をした人たちにこんな優しい言葉をかけてもらって、救われる思いだった。自分がしてもらったお礼に、自分も天使のブティックに参加して2人分の洋服をつくろうと決めた。

5　傷つく言葉 支える言葉

もう一度前を向こうとがんばっている人たちへ、私たちは何ができるのか。周囲に死産や新生児死、流産などを経験した人がいるけれど、どんな言葉をかけたらいいかわからないという人もいるだろう。

赤ちゃんを亡くした後に言われたひと言で、家族の関係が壊れてしまうこともある。

都内に住む女性は、おなかの子が18トリソミーとわかり、産もうと決めて準備を始めた安定期に入ってすぐの頃、死産した。

遠方に住む実家の両親には、「病気もあったし生まれてこないでよかった」と言われた。さらに死産から3週間ほど経った頃に実家に帰省した際、両親に心配をかけないようにと元気に振る舞っていたら、父親から「知り合いの息子さんに3人目の子どもが生まれたから、一緒にお祝いに行こう」と誘われた。死産からまもない頃で、誰かの出産を祝うどころか、赤ちゃんを見ることさえもつらい時期だった。女性は、友人と会う約束があると嘘をついて行かなかった。妊娠中の自分を見ていない両親は、私がどれほどつらく苦しかったのか、理解しづらかったのかもしれないと考えようとした。それでも悲しみや怒りは収まらず、以来、両親とは距離を置き、電話も着信拒否にしている。

不妊治療を経て、２０１７年に出産し、ようやく生きている我が子に会えたが、親には伝えていない。

「一緒に悲しんでもくれなかったし、死んだ子の供養もしてくれなかった両親に、もし今回の出産を喜ばれたら嫌悪感を抱いてしまうと思う」

悪気なく、むしろ良かれと思って励ました言葉に傷ついてしまうこともある。せめて不用意な言葉で傷つけないよう、今回取材で話を聞いたみなさんの体験から、どんな言葉に傷つけられたのかまとめてみた。受け止め方には個人差もあるし、死別後は心が不安定なので、同じ人でもそのときどきの心身の状態で受け止め方が変わってくることも書き添えておきたい。

「元気出してね」「落ち込まないで」

我が子の死という絶望の中にいる人は、元気を出してと言われても元気は出るわけがないし、落ち込んでいたらダメなのか、という思いがする。無理に励ましたり、元気づけたりしようとしないほうがいい。

「元気そうで良かった」「もう大丈夫そうだね」

人に会うときや電話に出るときは心配をかけないようにと気を遣って、元気を装って無理をしている人は多い。この言葉を聞くと、「やっぱりわかってもらえない」という思いがする。また、「大丈夫?」と聞かれると、大丈夫じゃなくても「大丈夫」だと答えるしかない。

「まだ若いんだから」「次の子を授かれるよ」

一見励ましに聞こえるが、受け止める側は、亡くなった赤ちゃんの存在を否定されたような気持ちになってしまう。また、次の妊娠・出産については不安がある人も多く、気軽に口にしないほうがいい。

「そんなに泣いていると亡くなった赤ちゃんが悲しむよ」「あの子は天国でお母さんに笑ってほしいと思っているはず」

赤ちゃんを亡くした親たちの多くは、あの子はどうして天国に帰ってしまったのか、亡くなるとわかっていてどうしておなかにやってきたのか——など、我が子の気持ちが知りたくて苦しんでいる。そんな中で赤ちゃんの気持ちを勝手に代弁するような言葉は、「他人のあなたにはわかるわけない」とますます心を閉ざしてしまうきっかけに。

「その気持ち、理解できるよ」「私も○○したとき、死にたいぐらい苦しかった」

同じような経験をしていない人から安易に「理解できる」と言われると、我が子の死という体験が軽んじられたような気持ちになる。

「何か無理したんじゃないの」「体を冷やしたんでしょ」

ただでさえ、亡くなった我が子や、出産を楽しみにしていた夫や家族に対して申し訳ないと思っている女性に追い打ちをかける言葉。流産や死産などはそもそも理由がわからないことが大半なのに、勝手な推測を投げかけられると嫌悪感しか残らない。

「今回は縁がなかったんだね」

亡くなった我が子をいとおしいと思い、そのきずなをいつまでも大切にしたいと思っている親たちにとっては、それを断ち切られるような酷《むご》い言葉。

「上の子がいるからいいじゃない」「次の子が生まれたんでしょ」

亡くなったあの子の代わりはほかにはいない。子どもを失う悲しみは、他の子どもがいることで薄れるものではない。

「早く忘れなさい」「生まれる前で良かった」

赤ちゃんを亡くした事実をないことにはできないし、我が子の死は生涯忘れることはできない。また、死産の場合は戸籍に記載されないことを「良かったね」と言う人がいるが、親にとってはおなかにいた命を無視されたように感じる。

「もう○カ月（○年）も経っているのに」「いつまで落ち込んでいるの」

我が子の死を受け止め、前を向き始められるには、決まった期間はなく、心身の回復にかかる時間も人それぞれ。それを勝手に決めつけてはいけない。何十年以上前の赤ちゃんの死をいつまでも引きずっている人もいる。

「人生は起きることすべてに意味がある」「神様は乗り越えられない試練は与えない」

赤ちゃんを亡くした人自身が今回の体験に何か意味を見出し、前を向けることもあるが、体験者でもない人から言われても素直に聞けない。自分の子どもがなぜ死ななければならなかったのか勝手に意味づけしないでほしい、と怒りを増してしまう。

どんな言葉をかけていいかわからなくなった人もいるかもしれない。ただ、励ましにならない励ましや、慰めにもならない慰めの言葉は、赤ちゃんを亡くした親たちにとってますます孤独感を募らせていくきっかけになる、ということは確かだ。周囲の人たちは、無理に気の利いたことを言おうとせずに、ただ話を聞き、その悲しみに心を寄せるだけでいい。

また、亡くなった我が子の存在をなかったことのようにされることがつらいという人は多い。家族や親しい友人であれば、赤ちゃんのことを聞いていいか尋ねてみて、もし話したい様子だったら話題にし、名前があれば赤ちゃんの名前を呼ぶことも、親たちにとって救いになることがある。

傷つけてしまうのが人ならば、ちょっとした心遣いで救うことができるのも人だ。

3章で紹介した鵜飼礼子《うがいれいこ》さんは、希望《のぞみ》くんの遺骨を1年間手元に置いていた。「納骨するまでに、いろんな景色を見せてあげたい」と、外出のときにはいつも写真と遺骨をバッグに入れて、一緒に連れて行った。

ディズニーランドでのこと。レストランで夫婦2人分の食事に、お子様セットを注文し、テーブルの上に希望くんの写真立てを置いて食事をしていたら、女性の従業員が優しい声でこう言った。

「3人で写真を撮りましょう」

希望くんの存在を認めてもらった気がして本当にうれしかった。

ハワイ旅行に出かけたときに日本航空を利用したときには、離陸しようとする機内で、礼子さんは希望くんの写真を握りしめながら、一緒に連れてきてあげられなかったと、涙がこみあげてきた。

しばらくして、1人の客室乗務員が席にきて、「失礼ですけど、ちょっとお話、いいですか」と話しかけてきた。礼子さんが「子どもが亡くなったんです」と明かすと、その客室乗務員は涙を流して聞いてくれた。

翌朝、目を覚ますと、機内にあるありったけのおもちゃを集めたのではないかと思えるほどたくさんのおもちゃと、ポストカードに乗務員一同から一言ずつメッセージが書かれた寄せ書きが置かれていた。朝食のときには、夫婦の分のほかに、「お子さまの分です」と、子どもの離乳食も運ばれてきて、子ども用にと、ふたとストローがついたジュースも出してくれた。帰りの飛行機でも、乗務員は入れ替わっていたがきちんと伝わっていたようで、行きと同じように〝3人〟としてサービスしてもらったという。

ハワイのホテルでは、枕元に希望くんの写真を置いたまま出かけたことがあり、戻ってきたらホテルのスタッフから「お子さんですか」と尋ねられた。礼子さんが「そうです。亡くなったんです」と答えると、次の日、たくさんのお花が写真の前に置かれていた。礼子さんは言う。

「3人で旅行ができ、思い出が増えたことが本当にうれしかったです。人の温かさに触れて、これまで自分たちの隣や後ろにそういう人がいたことがあったかもしれない、と思うとハッとしました。世の中にはいろんな事情の人がいる。自分たちもそういう人に寄り添えるようになりたい、と思っています」

子どもを亡くした人に手を差し伸べることができるのは、身近な人だけではない。誰もが、優しい想像力を持つことで、誰かの悲しみをほぐすことができる。

第5章

NICUの現場で

1　NICUで募らせた孤立感

深夜2時。寒々とした寝室にアラームが鳴り響く。隣で寝る夫を起こさないように、すばやく布団から出ると、搾乳器を手元に引き寄せた。

暗い部屋の中で搾乳していると、涙が溢《あふ》れる。きっと、他のママたちは、赤ちゃんの泣き声で起きて、直接おっぱいをあげているんだろうな。

そんなときは、スマートフォンの画面に映る入院中の我が子を見て、涙を拭う。今、母親の自分にできることはこれしかない。搾乳とその後の器具の消毒に約1時間かかり、2時間後には、また次のアラームが鳴る。睡眠不足が続いてボーっとして、母乳を搾乳器のボトルから冷凍パックに移そうとして、床にぶちまけたこともあった。窓ガラスに映る、床を拭く自分の姿はとてもみじめに思えた。

面会時間は午後と夜に計5時間半あった。産後5日で退院し、翌日から自分で車を運転し、片道1時間かけ我が子への面会に通った。搾乳にも1日計8時間かかる。赤ちゃんと離れていても、搾乳で夜も満足に寝られない。いつまでこんな日々が続くんだろう。

出産経験のある友人は元気な子を出産した人ばかりで、こうした悩みを共有できるママ友もいない。心も体も追い込まれていった。

これは、第1子が5カ月間NICU（新生児集中治療室）に入っていた女性の話だ。私自身もまったく同じ経験をした。

この世に命を授かることができても、生まれつきの病気や早産、お産の前後に調子が悪くなったことなどが理由で、NICUでの治療が必要になる赤ちゃんがいる。その割合は約30人に1人と言われる。多くの母親が、元気に産んであげられなかったことや、赤ちゃんに痛くて苦しい思いをさせてしまっていることで自分を責める。後遺症や障害が残ることへの不安も消えない。こうした心の負担に加え、出産から体が回復していない中でのNICUにいる我が子への面会や、数時間ごとの搾乳など体への負担も大きい。

NICUは「生きるための場所」である。ただ、どんなに願っても生きられない命があり、NICUは死と向き合う場所でもあり、赤ちゃんが家族と過ごす大切な場所でもある。

この章では、NICUで過ごす家族や医療者の思いを見ていきたい。

横浜市に住む安原幸子《さちこ》さん（42）も、7年前に次男・遼《りょう》くんがNICUに入院中、孤立感を深めていったという。

福岡の実家近くの産院で里帰り出産した。午前11時25分に誕生した遼くんは産声を上げず、ドクターカーで子ども専門の病院へと運ばれていった。遼くんに付き添っていた夫から「これから手術をする」と連絡が入った。

深夜0時すぎに、夫が幸子さんのいる病院へ戻ってきた。遼くんを抱いてはいなかった。息子はまだ生きているのだと、ほっとした。

翌朝、搬送先の病院で聞いた病名は「気管無形成」。自分で呼吸することが難しかった。ドクターカーの中でも心拍が止まりかけたという。医師の説明は難しかったが、長くは生きられないことだけは理解できた。

この子には明日が確実に来るかわからない。親として我が子の命をしっかり見守りたいと、毎日NICUへ会いに行った。病院までは高速道路を使って片道30分余り。産後の体力は回復していなかったが、「つらい」なんて口にできなかった。

問題は2歳の長男の預け先だった。面会時間は決まっていたが、いつ亡くなるかという状況だったため、時間外の面会や病院に泊まり込むことも多かった。だが、感染症のリスクなどからNICUの面会は子どもの同伴は認められておらず、長男を誰かに預けなければばならない。1カ月間は夫が仕事を休んで交代で面会に通った。実家の両親もサポートを続けてくれた。土日は実家近くに住んでいる弟家族や隣県に住む兄家族が実家に来て、長男と一緒に過ごしてくれた。ただ、次第に実家の両親は、寂しい思いをしている長男を気遣って「亡くなってしまう次男より、長男のこともっと大事に」と言うようになった。さらに、出産翌日から1日も休まずに面会に通う幸子さんの体を思いやって、「面会に行かない日もつくって体を休めなさい」とも言った。でも、幸子さんは必死に今を生きている次男への面会を、何より優先したいと思った。

息子は人工呼吸器の助けを借りても、1回1回の呼吸が深呼吸のような大変な状態だった。そういう体に産んでしまったことに幸子さんは罪悪感を抱いていた。そしてこう思った。彼の生きている姿を見ずに生きていてほしいと願う資格はない、と。だからなんとしても、毎日面会に行きたかった。

邃くんは38日目に旅立った。幸子さんは言う。

「当時、面会の間だけでも預かってくれるボランティアがいれば……、里帰り先でなかったら……。いろんな条件が違ったら、邃のためにもっと何かできたかもしれない、と今でも考えてしまうんです」

里帰り先で自治体の一時保育が利用できるのか、ほかに何か利用できる託児サービスはないのか、問い合わせたり調べたりする時間的余裕も精神的余裕もなかった。

今10歳になった長男と、その後に生まれた6歳と4歳の子育てが落ち着いたら、どこかのNICUできょうだい預かりのボランティアをして、自分のようにNICUで孤独を感じる母親を支えたいと思っている。


幸子さんには、もう1つ悔いがある。それが「お宮参り」だ。遼くんは、いつ亡くなるかという状況で生まれながら、生後1カ月を迎えられた。もちろん、神社にお参りに行くのは難しいことはわかっていたが、できれば長男と同じ祝い着を掛けて、抱っこして写真を撮ってあげたかった。看護師の協力で白いベビー服と帽子を着せてもらったが、NICUに持って行った祝い着については、これ以上看護師の手を煩わせたくないと思って、バッグの中から取り出すことはできなかった。

遼くんの死後、同じ体験をした〝天使ママ〟が集まるボランティア活動に参加して、専属の看護師がついたり、相談に乗ってくれるソーシャルワーカーが親のサポートを担当したりするNICUもある、と聞いた。もし自分が通った病院がそうだったら、お宮参りのことも相談できたかもしれないと、とてもうらやましく思った。

2　不安を取り除き、治療ができるケアを

ＮＩＣＵをめぐっては、10年ほど前にベッド不足による妊婦のたらいまわしが社会問題化し、その後に整備が進んだ。厚生労働省の「医療施設調査」によると、２００８年に２３１０床だったＮＩＣＵのベッド数は、２０１４年に３０５２床と、６年間で約１・３倍に急増した。ただ、新生児科医の数はほぼ横ばいで、医師１人当たりが担当する病床数が増加し、増えたベッドを十分に活用できていないのが現状だ。

赤ちゃんの治療が最優先。だから面会時間は指定され、赤ちゃんに会えるのは両親のみ。そうしたＮＩＣＵが一般的だが、両親を孤立させず、患者の赤ちゃんだけでなく家族全体を支える「ファミリーセンタードケア（子どもを含めた家族を中心とするケア）」を目指すＮＩＣＵも出てきている。神奈川県立こども医療センターもその１つだ。

同センターでは、まず医療者が子どもの現状と将来のリスクの可能性もきちんと伝え、家族が診療方針の決定に参加する。そして、子どもと家族が一緒に過ごしやすいようにと、希望すれば24時間面会が可能で、きょうだいも赤ちゃんに会うことができる。家族で宿泊もできる個室「ファミリールーム」もある。私が見学したときに驚いたのは、長時間座っても疲れないようにと、保育器の脇にリクライニングチェアが置かれていたことだ。私が通ったNICUでは、丸椅子だった。硬く、背もたれもない椅子に座り、長い時間、息子の抱っこを続けるのは体勢的にきつかったことを思い出した。

宮本心《こころ》さん（37）は2016年、出産予定日より3カ月以上も前に切迫早産になり、同センターに運び込まれた。

軽い腹痛と微量の出血があり、都内の産院を受診。その2日前の妊婦健診では「順調」とのことで安心しきっていて、事の重大さを理解していなかったが、翌日同センターに搬送されるころには破水も始まっていた。

まだ妊娠24週（7カ月）だった。医師からは、このまま生まれると、命は助かっても子どもに何らかの障害が残る確率が50％以上だと言われた。前の年に見たテレビドラマの「コウノドリ」で同じような場面を見た記憶があり、深刻な状況なのだと悟った。

少しでも長くおなかにいさせてあげたいと願った。医師からは「1日1日おなかの中にいられればいられるほど障害が残る可能性は減っていく」と言われ、病院のベッドの上で、1日中時計の針を見つめていた。

食欲はなかったが、少しでも大きく生まれてほしいと、ごはんを大盛りにして食べた。入院して3日目、赤ちゃんがおなかの中でしゃっくりをしているのを感じた。横隔膜や肺ができ始めたのだと涙が出た。その4日後に長女の実《みのり》ちゃんを出産した。「生まれちゃった」と思った瞬間、医師たちの「おめでとう」の言葉に救われた。

実ちゃんはNICUに入院した。心さんは自身の退院後、往復2時間余りかけて面会に通う日々が始まった。2歳の長男の預け先をどうしようかと悩んだが、両親のサポートに加えて、同センターには週に1度のきょうだい預かりのボランティアや病院近くに保育預かり施設もあり、毎日のように面会に通うことができた。

実ちゃんがそばにいないことやストレスからか、一時期母乳がほとんど出なくなったこともあった。相談に乗ってくれたのが、助産師でもある布施《ふせ》明美看護科長(56)だった。背中をさすられ、話を聞いてもらううち、気持ちがふっと軽くなった。再び出るようになった母乳は、冷凍庫に入りきらないほどになった。

子どもがＮＩＣＵに入院した母親の多くは、出産前に想像していた出産や育児と現実とのギャップに戸惑い、子どもへの自責の念を抱いていることが多い。対面した我が子に触れるのが怖いという人もいる。母親自身の体の回復が不十分な中で、日々の面会は体への負担も大きく、子どもの病状への不安も募る。布施さんは、「そんな家族と子どもが治療と育児ができるよう、ケアすることが私たち看護職の使命」と話す。

直接授乳することができないＮＩＣＵでは、心さんのように母乳分泌に悩む母親は多い。そこで、同センターでは母乳ケアシステムを立ち上げた。国家資格を持つ助産師が担当し、母親たちの乳房のケアをしている。母親たちはマッサージなどのケアを受けながら心にとどめていた思いを助産師に語る。すると、母親たちの多くは気持ちが楽になり、母乳の分泌も増える。さらに、直接授乳できるようになったときには、赤ちゃんが上手に吸えるようサポートする。

「赤ちゃんが乳房を吸った瞬間、号泣するかたもいらっしゃいます。そんな様子を父親が涙を拭いながら写真に撮る場面を見ていると、家族のきずなを感じます」（布施さん）

ほかにも同センターでは、母親や父親が赤ちゃんを直接素肌どうしが触れるように抱っこする「カンガルーケア」を積極的に取り入れて、家族のきずなを強くする支援を大切にしている。また、連絡帳を用意して、看護師たちは家族が見ていることができないときの状況や励ましの言葉を書き、母親や父親は面会時の気持ちや心配ごとを書き、思いを共有するようにしている。

布施さんは言う。

「赤ちゃんがNICUに入院したことを自分のせいだ、と思い詰めるお母さんもいますが、誰も悪くないし、私たちは世界に1つの命が誕生したことに意味があるとお伝えします。赤ちゃんやお母さんの頑張りや声なき心の声を聴き、その思いをご家族に伝え、ご家族が赤ちゃんを大切に迎えられるよう支援することも、NICU看護師の役割だと思っています」

心さんは教えてくれた。

「娘がNICUに入院していた当時を振り返ると、不思議なぐらい、不安やつらさより良いことや幸せだったことを思い出します。それは、(神奈川県立)こども医療センターにかかわる方たち全員が、意識が高く、熱く、患者や家族に真摯で優しかったからだと思うんです」

同センターには、NICUを卒業した後も、子どもの成長や近況を報告に来る家族の姿がよく見られる。

3　家族中心のケアを

日本の小児医療は世界トップレベルの救命率を誇る。国連児童基金（ユニセフ）の「世界子供白書2015」によると、日本での5歳未満の子どもの死亡率（13年の推定値）は1千人あたり3人で、世界で下から2番目の数字だ。数百グラムで生まれた子も救命できるようになったからこそ、神奈川県立こども医療センターの豊島勝昭《とよしまかつあき》新生児科部長（48）は「NICUは命を救うだけに留まっていてはいけない」と言う。

「ご家族を置き去りにせず、親御さんも参加していると思えるチーム医療を目指したい。なぜなら、赤ちゃんの生きる力や頑張りを感じ、見守った日々が、退院後に社会の中で生きづらさを感じたときに、家族で乗り越える力になっていくと信じているからです」

その言葉を聞いて、ある本を思い出した。プロ野球・読売巨人軍などで活躍した村田修一選手（36）の著書『がんばれ!! 小さき生命たちよ』（TBSサービス）だ。その中で、村田選手は早産で生まれ、同センターのＮＩＣＵに入院した長男・閏哉《じゅんや》さんについてこう書いている。

「早産で生まれたからには、普通の出産で生まれた子どもとは成長の仕方もまったく同じというわけにはいかないだろう。（略）でも、これまで何度も大きな手術などを乗り越えてきた閏哉の強さを思い起こせば、ほかの子と比べる必要はないし、人の目を気にする必要もない」

ＮＩＣＵは単なる治療の場ではなく、親たちが子どもの病気や障害を受け入れ、ともに生きて行く覚悟を育てる場でもあるのだ。

同センターのＮＩＣＵでは３年前から、きょうだい面会を受け入れたり、仕事帰りの父親が面会しやすいように24時間面会可能にしたり、子どもの病状を説明する際には父親にも同席してもらうようにするなど、父親も過ごしやすいＮＩＣＵづくりに取り組み始めた。その結果、年間入院数が３４０から２割以上増加したという。１人１人の入院期間が短縮されたため、受け入れられる人数が増えたのだ。もちろん、病院側が無理に退院を促しているわけではない。豊島医師によると、これまで家庭で受け入れる覚悟ができずに退院を先に延ばしがちだった家族側が、「早く家族みんなで暮らしたい」という気持ちになれたからではないかと考えられるという。

2015年秋に451グラムで生まれた大城朔太郎《さくたろう》くんは、4カ月余り同センターのNICUに入院した。父・和洋《かずひろ》さん（38）と母・麻耶子《まやこ》さん（37）は、当時をこう振り返る。

「きょうだい面会ができたから2歳上の想助《そうすけ》にも、朔太郎が頑張っている姿を見せられてよかったし、大変な時期に家族全員であの場にいられたことで家族のつながりが強くなったと思います。NICUで周りの家族を見ているうち、リスクを背負っての出産は特別なことではないんだ、大変な思いでいる家族がたくさんいるんだ、と思いました」


世界トップレベルの小児医療によって多くの命が救われ、医療的ケアが必要な子どもも生きられるようになった。その結果、人工呼吸器を使用するなど医療的ケアを行いながらもさまざまな形で生活する0歳から19歳の子どもの数は増加傾向にある。同センターの患者家族支援部部長の星野《ほしの》陸夫《りくお》医師（57）は指摘する。

「現在の在宅医療は、病院で医師や看護師が24時間やっていることを、そのまま自宅でやりなさい、というもの。それでは家族の暮らしが壊れてしまう。むやみに医療的ケアを増やさないことも、幸せに生きるために大切なことだと考えています」

医療的ケアについては削れる部分はなるべく削る。そして、退院までのサポートとして、担当医や担当看護師、退院支援看護師、医療ソーシャルワーカーなどの多職種で支援チームをつくり、さらに地域の支援者にもかかわってもらう中で、患者と家族に院内外泊や自宅外泊を重ねてもらうようにしている。そうすることで初めて、家族は退院後の生活を思い描けるようになっていくという。

また、医療的ケアを必要とする子ども以外にも、NICU退院児への支援が少ないのが現状で、子どもの発達の相談や悩みを共有する場所もほとんどない。親たちは適切な情報にたどり着けず、子どもが必要な療育を適切な時期に受けられないケースも多い。

そこで同センターでは、退院後のフォローアップ外来にも力を入れる。妊娠中に、胎児の血液が母体のほうに流れ込んでしまい、赤ちゃんが貧血になって発育不全や子宮胎内死亡の原因にもなる「母児間輸血症候群」が判明し、出産後に直之くん（3）が同センターに運ばれた追川《おいかわ》かおりさん（41）は、NICUを退院した後も、定期的にフォローアップ外来がある同センターに感謝しているという。

「発達が遅れていて不安だったけど、外来で相談できるから心強いです」

継続した支援の中で、療育やリハビリが必要かどうかも判断してもらえているという。

同センターでは早産児の育児を応援するウェブサイトも準備中だ。担当する野口聡子《さとこ》医師（39）は言う。

「病気や障害があっても、どう対応すればいいか、誰の力を借りればいいかがわかっていれば家族の笑顔が増えるのではと考えています。笑顔の多い家族の中で育つことは、お子さんの発達の促進にもつながり、さらに家族の幸せにつながります。その好循環の一助になるようなサイトにしたい」

医療を尽くしても、消えてしまう命もある。だからこそ、同センターでは、限りある命を家族で過ごす時間も大切にしている。それも家族中心のケアだ。

4章でも紹介した神奈川県川崎市の小泉由紀子さんは14年前、長女・凪沙《なぎさ》ちゃんの妊娠中に羊水が多すぎると指摘され、同センターに転院した。検査の結果、凪沙ちゃんは染色体異常による先天性の疾患「18トリソミー」による合併症で、心臓に大きな穴が開いているることがわかった。手術も難しいと言われたが、結婚して13年目に授かった命を、夫婦ともに、絶対にあきらめたくなかった。

医師からは「生まれてくることができても、一緒に過ごせる時間に限りがあるかもしれない」と言われた。そこで、ＮＩＣＵに毎日通えて、何かあったらすぐに駆けつけられるようにと、病院から歩いてすぐのマンスリーマンションを1室借りた。役所に行って、子どもの医療費の助成や、障害があったときにどんなサポートがあるのか相談した。とにかく、凪沙ちゃんが生きていくためにあらゆる準備を夫婦で整えた。

出産予定日の翌日の深夜、自宅で破水した。病院へ行ったが、なかなか陣痛が起きず、翌日、陣痛促進剤を投与した。途中、凪沙ちゃんの心拍が低下し、出産に立ち会っていた夫の淳一さんが医師から呼ばれ、「おなかの中で亡くなる可能性もある」と告げられた。

由紀子さんが心の中で、凪沙ちゃんに「次にお母ちゃんが『出ておいで』って言ったら出てくるんだよ」と話しかけると、次に陣痛の波が押し寄せてきたときに、生まれた。きっと、これまでは毎日、「お母ちゃんがいいよ、というまで出てきたちゃダメだよ」と話しかけていたから、その言葉を守っていたのね、と思うと、たまらなくかわいかった。

生まれてすぐに別室に連れていかれ、処置を受けた凪沙ちゃんは、30分ほどで戻って来た。とても温かくて、今までに味わったことのない感情がこみ上げた。「いとおしい」という言葉がぴったりだと思った。

3時間後にＮＩＣＵで再び凪沙ちゃんに会ったとき、肩で息をしていることが気になった。

生後2日目の夕方、医師から、呼吸が浅く、尿が出ていないと言われた。淳一さんが抱っこしているときに呼吸が止まった。足の裏をたたいたら再開したが、それ以降、心拍モニターが気になって仕方がなくなった。

その夜、医師から「状態がよくないので、親子で過ごせる個室に移りませんか」と提案された。まだ命をあきらめたくなかった2人は、医師や看護師による24時間の集中治療を受けられるNICUから出て最期のときを過ごすなんて嫌だと思い、断った。だが、深夜に再び利用を勧められたとき、由紀子さんは、このまま添い寝ひとつもできないままだったら、凪沙にかわいそうなことをしたと思うかもしれないと思い直し、部屋を移ることにした。

初めて親子3人だけの時間を持てた。これまで一度も涙を見せたことがなかった淳一さんが、凪沙ちゃんを抱っこしながら突然泣き出した。

「この子は本当に幸せなんだろうか」

由紀子さんは、

「幸せだと思うよ。だってお父さんとお母さんに抱っこしてもらっているんだから」

そう言うと、凪沙ちゃんの頭をなでて、2人に寄り添った。点滴や管も外してもらい、翌朝早く、凪沙ちゃんは由紀子さんの腕に抱かれて旅立っていった。

「お医者さんや看護師さんが何度も勧めてくれたから、穏やかに3人で過ごすことができた。今でもあの時間が、私たちを支えてくれています」

神奈川県に住む森武史《たけし》さん（36）と真実子さん（36）の長男・瀬名《せな》くんは2年前、生まれてすぐ染色体異常の「13トリソミー」だとわかり、同センターへ転院した。合併症もあり、長く生きることは難しく、主治医から「家族の時間を大切に」と退院の選択肢も伝えられた。真実子さんは当初、「病気なのに退院するなんて理解できなかった」と言う。

瀬名くんには右手の小指の横に、お豆のような小さな6本目の指があった。きょうだい面会で初めて弟と対面した3つ年上の長女・杏菜《あんな》ちゃんに、真実子さんが「お豆ゆびだよ」と説明すると、杏菜ちゃんは「いいなぁ、私もほしい」と笑顔で言った。真実子さんは、大人の心配と想像を超えた娘の言葉に、ホッとしてうれしくて涙があふれたという。主治医の豊島医師は、「子どもは大人よりも、命そのものを見る」と教えてくれた。

そんな日々を重ねるうち、真実子さんと武史さんは、家族4人で生活したいと思い始めた。その願いを聞いた同センターの新生児科医たちは、退院に向けて在宅医療の環境を整え、瀬名くんは生後2カ月のとき、退院した。

瀬名くんは、経管栄養、吸引、酸素吸入などの医療的ケアが必要で、強く泣くと息を止めてしまうこともあるので、真実子さんや武史さんがまとめて寝られるのは毎日2時間ほどという大変な生活だった。自宅に帰ってからも瀬名くんは体調を崩して何度も入退院を繰り返したが、エンジニアの武史さんは職場の理解を得て在宅勤務が認められ、医療的ケアや精神的な負担も夫婦で分担し、かけがえのない家族4人の時間を過ごすことができた。真実子さんは、24時間、自分の子の面倒をみられる、そんな当たり前の日常を送れることがうれしくて、「やっと家族になれた」と思えた。

瀬名くんは5カ月半を生ききった。真実子さんと武史さんは旅立った瀬名くんを抱いて病院をあとにする際に、お世話になった医師や看護師に、「この病院へ来てよかった」と感謝の気持ちを伝えた。深夜にもかかわらず大勢のスタッフに見送られながら同センターを後にした。

その日、瀬名くんの有終を見届けた豊島医師は、朝焼けに染まる街を見ながら帰路に着いた。ゆっくり歩きながら、「生きている時間の大部分を家族の中で過ごすことができた瀬名くんは、濃密な時間を駆け抜けていったのだ」と考えていた。ちょうどそのとき、iPodから「上を向いて歩こう」が流れてきた。涙が止まらなくなった。ふと空を見上げると、太く美しい虹が天に向かってかかっていた。豊島医師は「瀬名くんが天にかえる虹なのかもしれない」と思った。そして、このことをブログ「がんばれ‼ 小さき生命（いのち）たちよ」に書いた。

亡くなって2カ月後、武史さんと真実子さんは、瀬名くんを写した6千枚の写真の中からアルバムをつくり、感謝を込めてNICUへ届けた。表紙には神奈川県立こども医療センターに虹がかかっているイラストを描き、「上を向いてあるこう」とタイトルをつけた。豊島医師は、すぐにあのブログの記事にちなんでいることに気づき、胸が熱くなったという。アルバムを開くと、自宅で家族に囲まれた瀬名くんの、病院では見ることのなかった穏やかで楽しそうなかわいい表情がたくさんあった。

真実子さんは言う。

「先生方のおかげで、あの子が生涯で一番長く過ごせたのが自宅でした。家の中や家族の心に残るたくさんの思い出は、瀬名の生きた証《あかし》です」

瀬名くんの死から約1年半後、次男の結月《ゆづき》くんが生まれた。真実子さんたちは家族でNICUを訪れ、瀬名くんがお兄ちゃんになったことを報告した。

息子が教えてくれた大切なこと

間下このみさん（写真作家・タレント）

天国の息子が届けてくれる小さな幸せ。それが今、大きな幸せとなって、私を支えてくれています。

息子は、おなかの中で亡くなりました。死産や流産を繰り返す原因にもなる私の病気「抗リン脂質抗体症候群」を見つけてくれた息子です。

結婚して1年が経った頃、おなかに来てくれた初めての赤ちゃんでした。2005年のクリスマスイブの日。自宅でビデオカメラをセットして、夫と一緒に妊娠検査薬の反応を見ました。陽性のサインに、笑って、泣いて、抱き合って喜びました。十月十日後には私もママになれるんだ、と手放しで喜びました。

「コッコちゃん」と名付け、気づけばいつもおなかをさすっていました。胎動を感じるようになるとますます愛情がわいてきて。妊娠5カ月の「安定期」に入ると、長年応援してくださっている方々に向けてホームページで妊娠報告もしました。

しかし、妊娠6カ月に近づいたとき、胎動を感じないなと思う日がありました。でも胎動が激しい時期ではなかったので、こんなものなのかと1日過ごして。でも翌日も胎動がない。インターネットで調べると、赤ちゃんは寝ていることもあると書いてあった。3日目の夜、心配はかけたくないと思ってその事を伝えていなかった夫に相談したら、病院へ行ったほうがいいと言われ、翌朝一番に受診しました。

近所のクリニックでおなかにエコーを当ててもらうと、いつも朗らかで明るい先生の表情が、曇ったんです。あ、何かあったんだなと思いました。

長い沈黙の後、先生がうなるように言いました。「なんでだろう……。赤ちゃん、亡くなっていますね……」。私はその瞬間、声を上げて泣きました。いつものように、立ってビデオを撮っていた夫も、床に座り込んで泣いていました。

「ごめんなさい、ごめんなさい」と、この言葉が体中を駆け巡りました。私が何か悪いことをしてしまったのかもしれない。夫にも、両親にも、そして誰よりもコッコちゃんに。自分を強く責めました。

血液検査の結果から、私の血小板の値が少なく、輸血が必要になる可能性もあると言われ、大学病院に転院して、亡くなってしまった赤ちゃんを産むことになりました。死産用の陣痛促進剤の副作用で39度の熱が出始めて、我が子を産むため一晩陣痛の痛みと闘いました。

泣かない赤ちゃんを産むことがつらいというかたもいらっしゃいますが、私はコッコちゃんには何もしてあげられなかったので、自分の力でこの世に産んであげられたことが、母としてとてもうれしかった。それが最後に息子にしてあげられる唯一のことだったから。そして死産ではあったけど、陣痛を越えて出産するという、みんなと同じプロセスを歩めたことも、とても有難く思えました。

夫は、私が死んでしまった子と対面することに懸念を示していました。私の心へのショックを心配したようです。でもお医者様から「ぜひ会ってあげてほしい」と提案され、夫と一緒に対面しました。息子は、とってもかわいかった。280グラムと小さかったけど、見た目は普通の赤ちゃんと同じで、目と鼻は私に似ていて、足の形は夫と瓜二つで。きっと泣いてしまうと思っていたのに、自然と笑顔になりました。

息子の写真は撮りませんでした。いろんな考えがあると思いますが、この子のことは私たちの記憶の中に留めておきたかったからです。私が写真家だからこそ、写真で残すべきことと記憶で残すべきことがあると思ったんです。今でも目をつぶれば、息子のかわいい姿を思い出すことができます。

火葬も済ませ、やるべきことが全て終わった後に、ドンと悲しみがやってきました。外に出て、親子連れや妊婦さんを見ると、「何で私だけこんな目に遭ったの？」と思ってしまい、自暴自棄になっていました。そういう気持ちになるのが嫌だったので、一カ月ぐらい家に閉じこもって、泣いて過ごしました。

一カ月ぐらい経った頃、もしかしたら自分と同じような思いをした人がいるのでは、と思い、インターネットで検索をしました。すると死産・流産をした方のブログがたくさんあって……。つらい思いをしているのは私だけではないんだと、大きな力をいただきました。そしてあるホームページで、こんな文章に出会いました。

お空に送ったあなたのお子さんは、毎日お空の上からあなたを見ています。お母さんを少しでも笑顔にしたい、喜ばせたいと幸せを運んできてくれています。ただ、体が小さいので小さな幸せしか運べません。一生懸命運んでくれた小さな幸せに気づいてあげていますか。

ハッとしました。この一カ月、息子を思って泣いているつもりだったけど、それは自分のエゴだったのかもしれない。お空の息子にとても申し訳ない気持ちになりました。

夫に話をしたら、「小さな幸せって気づきづらかったりするから、毎晩寝る前に『小さな幸せ報告会』をしよう」と提案してくれました。今日見た空がとてもキレイだったとか、今日食べたお昼の何かがおいしかったとか、道端にきれいな花が咲いていたとか、ささいなことでいいんです。それがあの子が運んでくれた小さな幸せかもしれないと思ったら、だんだんと元気がわいてきました。

心が少しずつ回復してきた頃、私たち夫婦はもう一度新たな命を授かりたいと思えるようになりました。もしかしたらあの子の魂が戻ってきてくれるかもしれないという気持ちも、どこかにあったかもしれません。そして、再び赤ちゃんを授かることができました。

妊娠を確認してもらうために大学病院へ行くと、お医者さまに「前回の出産のときに血小板が少なかったことが気になるから」と詳しい検査を勧められて、次回の健診の際に「抗リン脂質抗体症候群」だとわかりました。

自己免疫疾患の1つで、全身の血が固まりやすく、妊娠中の場合は胎盤の血管にも血栓ができて胎児に血液が供給されなくなり、流産・死産になるケースもあるという病気。不育症の原因の1つです。もしかしたら死産してしまった息子もこの病気が原因だったのかもしれない。私のせいで息子は死んでしまったのでは、と心が強く痛みました。

でも、くよくよしている時間はなかった。今、私のおなかの中には赤ちゃんがいる。この子を守れるのは私たちしかいない。全力で守らなくっちゃ！　と思いました。すぐに治療をスタートさせました。

そして、すぐにでも妊娠の報告と共に、病気のことを公表しようと思い立ちました。本当は、前回の死産のこともあり、公表は出産後にするつもりでしたが、ホームページで死産の報告をしたときに、たくさんの励ましのメールをもらい、流産や死産を繰り返しているかたのメールも多かったのに、この「抗リン脂質抗体症候群」という病名は一つも書かれていなかった。もしかしたら私と同じ病気のかたもいるかもしれない。この病気のことが広く認知されれば、おなかの中で亡くなってしまう赤ちゃんが一人でも減るかもしれないと思ったんです。

病気を公表すると大きな反響がありました。多くの励ましのメールなども届きました。その反面、公表した後に気づいたのですが、もし私が再び死産してしまったら、この病気の人は赤ちゃんが産めないのだ、と世の中に誤って認識されてしまう。今回の出産は、もう自分や家族だけの話ではなくなってしまったと思いました。絶対に赤ちゃんを無事に産まなくてはいけないという責任も、大きく感じました。

10年前の当時は、治療法に関して情報やデータが少なく、現在よりももっと手探りの状態でした。病気を公表した後にメールをくださった別の大学の専門医の先生から、血をサラサラにする注射を打つことで出産率が上がっているというデータを送っていただきました。主治医に相談すると、毎日同じ時間に病院へ通って注射を打つのは負担ではないかと心配されましたが、私としては後悔はしたくない、やれることは全てやりたい、と思っていたのでお願いをしました。身重の体で毎日の注射に通うのは大変ではありましたが、この注射が赤ちゃんの命を生かしてくれていると思うと、全くつらいとは思いませんでした。

妊娠後期になると、抗リン脂質抗体症候群にかかった人の半数が合併するという難病指定の「全身性エリテマトーデス」を発症し、全身にさまざまな炎症が起きました。手や指が腫れて、痛みも出てきてしまって。私の状態が悪くなり、お腹の赤ちゃんの環境も悪化してきてしまい、出産予定日より1カ月早い36週に、帝王切開で出産することになりました。

私の病気の関係で全身麻酔だったので、わが子が生まれる瞬間を見ることができずに残念ではありましたが、麻酔から覚めて娘と対面したとき、自然と涙がこぼれてきて、生まれてきてくれてありがとう、やっとママになれた、と思いました。とてもうれしかったけど、ホッとした気持ちが正直大きかったです。

息子を生きたまま産んで、育ててあげられなかったことは今でも悲しいですし、申し訳ないという思いがあります。しかし息子は、身をもって大切なことを教えてくれました。「このみさんのニュースを見て、自分も調べたら同じ病気でしたが、無事赤ちゃんを産むことができました！」といううれしいメールも数人のかたからいただきました。

私の病気は妊娠中だけのものではなく、これから一生つき合っていくことになるでしょう。現在も投薬治療をしながら、定期的に病院で検査も受けています。息子は命懸けで私に病気のことを教えてくれて、私自身や娘も助けてくれました。本当に感謝しています。そして、数人の赤ちゃんも救ってくれた。そんな息子を誇りに思っています。

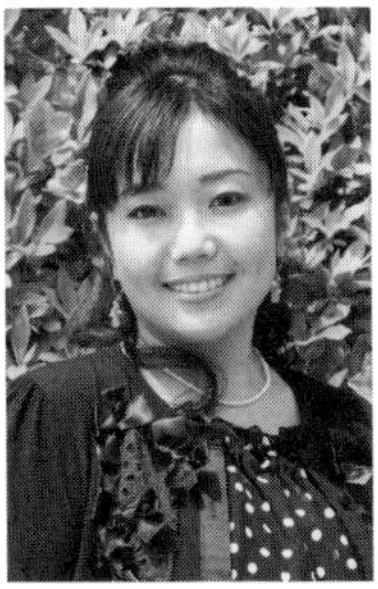

ました・このみ　1978年、東京都生まれ。4歳のときに出演したCM「ガンバレ玄さん」で脚光を浴び、ドラマ「スクール☆ウォーズ」やバラエティ「所さんのただものではない！」などに出演し国民的子役スターになる。中学入学を機に芸能活動を自粛。その後、米国に留学し、写真を学ぶ。2004年に結婚し、2007年に1児の母となる。

第6章

命を守るために

1　正確な情報を手に入れる

これは、私自身の話である。

出産予定日まで10日あまりと迫っていた妊娠38週のときのこと。毎晩の日課だった「胎動カウント」をしたところ、ほとんど胎動を感じなかった。

胎動カウントにはいくつか方法があるが、私がしていたのは、1日1回、横になってリラックスし、はっきりした胎動を10回感じるまでに何分かかるかを計るもの。30分以上かかる時には赤ちゃんが眠っている可能性があり、もう一度やり直す。その夜は、何度やっても30分の間にかすかな胎動を数回感じる程度だった。当時通っていた産院からの指導で、記録はつけていたが、胎動がなくなったときの対応については、どうしたらいいのか、きちんと認識していなかった。私はインターネットを頼った。

スマートフォンを手にし、インターネットで「胎動　ない　臨月」と検索して出てきた大手質問サイトには、過去に胎動減少について質問をした人への回答が数十件並んでいた。

そこにあったのは、「私のときもそうでしたが、元気な赤ちゃんが生まれました」「赤ちゃんが出産に向けて下に降りてくると、骨盤が頭に固定されて胎動が減ります」「もうすぐ赤ちゃんに会えるというサインですよ」「問題ないと思います」といった回答ばかり。ただ1つ、こうあった。

「ここに書き込んでいる人たちは、誰もあなたの赤ちゃんに責任を持ってくれません。不安があれば必ず病院へ」

その言葉に背中を押されて産院へ行くと、「赤ちゃんの心拍が弱っている」と、すぐに緊急帝王切開で出産になった。息子は脳にダメージを受けていて障害は残ったが、命は助かった。

今はインターネットで多くの情報を手に入れることができるが、妊娠、出産について、無責任な情報が蔓延《まんえん》していることも事実だ。2016年には、いい加減な医療・健康情報を掲載していたとして、インターネットサイト「WELQ」をはじめ、いくつかのサイトが非公開になった事件もある。妊娠、出産は病気ではない。しかし、生と死が隣り合う命の現場だ。

「自分は大丈夫」。そう思い込みたい気持ちは、私もよくわかる。けれども、体の中に宿る新しい小さな命を守れるのは、正しい知識と想像力だ。

今回の取材で出会った死産経験者の中には、3章で紹介した女性以外にも、インターネット上に書かれた「胎動」の情報に翻弄《ほんろう》された人が、何人もいた。

聖路加国際病院女性総合診療部医長の山中美智子医師は、妊娠中の女性たちが、いい加減な情報に振り回されている状況に警鐘を鳴らす。

「命を産み出すためには、奇跡ともいえるような生命現象の連続が体内で起きている。母親がそういう意識で正しい知識を持たなければ、赤ちゃんを守れないことがある」

ネットの情報は玉石混淆《こんこう》だ。その中から適切な情報を得るためにはどうしたらいいのか。山中医師は、国や公的機関、学会など信頼できる情報源にあたることをすすめている。なにより、分娩《ぶんべん》を扱う医療施設は通常24時間対応なので、まずは、かかりつけ医に相談することが大切だという。

ただ、経過が順調な妊婦は、大切な情報や悲しい経験談に触れることがあっても「私は大丈夫」「自分には関係がない」と、目を背けがちだ。また、情報を自分に都合よく解釈して、安心してしまうこともある。

出産をテーマにした人気漫画「コウノドリ」の主人公のモデルとなった産科医、荻田和《おぎたかず》秀《ひで》さん（りんくう総合医療センター産婦人科部長、泉州広域母子医療センター長）は、イベント化するお産に警鐘を鳴らす。豪華なフルコース料理や華美なアメニティ、エステなどのサービスを重視して産院を選んだり、医療介入を排除してナチュラルなお産にこだわったりする妊婦も少なくないからだ。

「少子化が進んで一生の中で子どもを産む回数が1、2回という今、お産は人生の中の大きなイベントというのは確かです。ただ、安全よりも、理想や快適さが優先されている現状には、くぎを刺しておきたい。日本の周産期医療は死亡率が低く、安全に生まれてあたりまえ、と思われている。確かに野原で産んでも95％は大丈夫。ただ、20人に1人の赤ちゃんは医療介入なしには死んでしまうということ。トラブルなく『おめでとう』と言えるのは氷山の一角で、海面下では『おめでとう』の裏にある悲しい事象も山ほどある。たくさんの妊娠、出産を見てきたからこそ思う。出産は常に命の危険と隣り合わせで、かけがえのない奇跡なんだ、と。それを多くの人に知ってほしい」

2 「マタ旅」は必要ですか？

マタ旅（マタニティー旅行）は、妊娠した芸能人が旅行にいった体験をブログで書いたことがブームのきっかけといわれ、ここ10年ほどの間に一般的になってきた。

２０１４年には温泉法の注意書きや効能などが見直され、長年禁忌《きんき》とされてきた妊婦の温泉入浴も解禁された。旅行会社のサイトでは「妊婦にやさしい宿」などが特集され、専用プランを設ける宿泊施設も増えている。

中には海外旅行の特集もある。実際に旅行に行った妊婦たちはブログやＳＮＳなどでマタ旅を発信。「夫と２人の最後の旅行で思い出づくりができた」「子どもが生まれたら行けなくなるから、最後の女子旅に」「出産後は子育てでそれどころじゃなくなるから行ってよかった」といった楽しそうな書き込みを見ると、妊婦たちは「私も」という気になってしまうだろう。

ただ、前出の荻田和秀医師は、マタ旅にも苦言を呈す。

「その旅行が不要不急か、を考えてほしい。『旅行に行っていいですか』と聞かれたら、僕は赤ちゃんの代理人として、『おなかの赤ちゃんが長距離の移動は勘弁してほしいと言っているよ』と伝えるようにしています」

前出の山中美智子医師もこう言う。

「みんな『私だけは大丈夫』と思っているが、不測の事態も起き得ます。分娩時期になっていないのに破水してしまう前期破水や、母児の命に関わる常位《じょうい》胎盤早期剥離は、妊婦健診をきちんと受けていても予知ができません。旅行先で早産になってしまったり、帝王切開が必要になってしまったりすることは実際に起きているし、その可能性は誰にでもあります。海外に行けば、日本では流行していない感染症にかかる可能性も出てきます。旅行保険は妊婦さんの診察費はカバーしてくれないことも多く、特に生まれた赤ちゃんの治療費はカバーしません。そのために赤ちゃんをあきらめて人工妊娠中絶を選ばざるを得なかったケースもありました。言葉はきついかもしれないけど、お腹の赤ちゃんを危険にさらしかねない〝マタ旅〟は『おなかの赤ちゃんへの虐待』だとすら思っています。妊娠中は体の中で新たな命を育んでいるということを、もっと真摯に考えてほしい」

楽しい側面が強調されるマタ旅だが、実際にはどんなリスクがあるのだろうか。

千葉県内の女性は、2015年秋、静岡へ旅行中に出血した。近くの病院を受診し、翌日陣痛がきて出産した。まだ妊娠25週(7カ月)だった。赤ちゃんは1千グラム未満で、現地のNICU(新生児集中治療室)に入院した。

妊娠25週といえばいわゆる「安定期」だ。しかも、旅行に行く1週間前の妊婦健診では、内診して異常が見られなかったという。

ただ、佐野産婦人科医院(千葉県浦安市)の今野《こんの》秀洋《ひでひろ》院長はこう指摘する。

「医学的には『安定期』という言葉はありません。旅行へ行くと、普段以上に歩いたり、無理なスケジュールで行動したりすることもあり、リスクが低い妊婦でも、突然何が起きるかわかりません」

今野医師は、順天堂大学医学部附属浦安病院に勤務していたとき、旅行中の妊婦における産科救急搬送について論文をまとめた。2007年から10年までの4年間に緊急受診した妊婦は129人いた。浦安には年間2500万人程度(当時)が来場する東京ディズニーリゾートがあり、年間入場者数を考えると、受診数は決して多くはないが、早産になった人は6人、中には妊娠23週(6カ月)で600グラム台の赤ちゃんを産み、翌日赤ちゃんが亡くなったケースもあった。

しかも、10年に同病院を受診した34人のうち、主治医に許可を得て旅行していた妊婦は半数にも満たない41％（14人）で、母子手帳さえ持っていない妊婦もいた。

沖縄でも、旅行中の妊婦の緊急受診が問題になっている。

沖縄県内に2カ所ある「総合周産期母子医療センター」のうちの1つ、沖縄県立中部病院（うるま市）には、2004年から14年にかけて沖縄旅行中の妊婦301人が救急で訪れ、入院した症例は75例だった。妊娠22週未満で流産しかかっている状態の「切迫流産」が135例、妊娠22週以上で早産しかかっている状態の「切迫早産」が65例あり、流産したケースも36例あった。

出産に至ったのは8例。23週の早産で赤ちゃんが5カ月間、NICUに入院したケースもあった。父親は仕事のために自宅へ帰り、母親は身寄りのない沖縄で生活しながら病院に通っていたという。

旅行前に、切迫流産などの診断がついていたにもかかわらず、沖縄への旅行を強行した人も、確認できただけで12例あったという。また、入院や手術が必要だったのに、自主退院したケースが19例あった。そのうち理由を聞けたケースでは、「（旅程を）キャンセルすると費用がかかってしまうから」と、スケジュールを強行する人もいたという。

海外旅行中に出産となってしまった場合は、一般的に出産は海外医療保険が適用されないため、多額の費用がかかってしまう。出産費用や入院費のほか、赤ちゃんがＮＩＣＵに入院するケースが大半なため、その入院費や手術、検査費などが加わると、多いときは数千万円を全額自己負担することもあり得る。

２０１７年３月には、観光で沖縄を訪れていた妊娠７カ月の台湾人女性（20）が破水し、８８４グラムの赤ちゃんを出産した。地元紙などによると、医療費は自己負担のため、出産費や入院費など計８５０万円が必要になった。

そこで沖縄在住の台湾出身者などでつくる団体が寄付を呼びかけ、３００件以上計２千万円を超える義援金が集まり、医療費に充てられたという。

都内の病院では、海外から旅行に訪れた妊婦が切迫流産で受診し、十分に治療できる可能性があったのにもかかわらず、多額の費用を自己負担することができないなどを理由に治療を拒否して人工妊娠中絶を希望したケースや、流産で出血が始まっているのに「明日から京都へ行くから」と手術の勧めも聞き入れずに退院していったケースなどもあったという。

妊娠中に日本から海外旅行へ行く際にも、当然大きなリスクがある。

妊婦の旅行は時に、地域医療へも影響を与える。先の沖縄県立中部病院の集計では、旅行中の妊婦の救急受診でNICUが満床になったことで、その病院で出産を控えていた妊婦が、別の病院へ転院したケースも2例あった。

2017年8月、沖縄県内の中南部地域にある5カ所の総合・地域周産期母子医療センターのNICU（計48床）やGCU（新生児治療回復室、計50床）で7月から満床状態が続いている、と地元紙・沖縄タイムスなどが報じた。妊娠中期（22週〜27週）に早産する妊婦が増えていて、出生時の体重が1千グラム未満の超低出生体重児が多く、NICUへの長期入院につながっていることが主な要因だという。離島県の沖縄では他県への搬送も難しく、なんとかやりくりしながら受け入れているというが、満床状態が続く中で、マタ旅中に生まれた赤ちゃんが貴重なNICUの1床を占領することは、生まれた赤ちゃんやその母親ばかりでなく、これから出産を控える沖縄の妊婦たちにとって不幸なことだ。

旅先に母子手帳を持参していない妊婦もいて、その際には、妊婦健診の受診状況や感染症の有無などの情報が不足し、妊婦だけでなく医療者も不利益を被ることがある。

沖縄県立中部病院産婦人科の中澤毅《なかざわたけし》医師は「妊娠中にいわゆる『安定期』はない」と強調したうえで言う。

「みんな、まさか自分には起こらないだろうと思っていますが、楽しい思い出が一変してしまうことがある。長期入院ともなれば経済的にも精神的にも大きな負担になる。もし旅行を計画する場合は、担当医師に相談し、危険性を理解し行動することが大切です」

3　感染症に気をつける

マタ旅以外にも、妊娠中に特に気を付けなければならないことがある。それが感染症だ。代表的なものが風疹《ふうしん》である。免疫のない妊娠初期の女性が風疹に感染すると、胎盤を介して胎児がウイルスに感染し、先天性風疹症候群の赤ちゃんが生まれる恐れがある。先天性風疹症候群の主な症状は、難聴や白内障、先天性心疾患などで、妊娠初期ほどそのリスクは高く、妊娠1カ月で50％以上、2カ月で35％、3カ月で18％、4カ月で8％程度といわれる。

2013年には全国的な風疹の流行があった。国立感染症研究所の公表データによると、この年に風疹患者の数は1万4344人にのぼった。2012年は2386人、2011年は378人で2013年の患者数は突出して多い。そして2012年～2014年には先天性風疹症候群の赤ちゃんが45人生まれたと報告された。

風疹は咳やくしゃみなど飛沫《ひまつ》感染するが、ワクチンを接種することで感染をほぼ防ぐことができる。２００６年度から1歳と小学校入学前1年間の2回、はしかと混合のＭＲワクチンが、感染症の流行を抑えるための法律「予防接種法」で決められた「定期接種」になり、多くは無料で受けられる。ただ、それ以前は女性のみ接種の対象だった時期などもあり、特に30代後半以上の男性は抗体を持っていない人が多い。２０１３年の流行もこの世代の男性が中心だった。

妊娠中はワクチン接種できないため、妊娠を考えている女性は妊娠前に抗体の有無を検査し、ワクチンを接種することが大切だが、中には過去に風疹にかかったり、予防接種をしたりしても抗体のつきにくい女性もいる。そのため、女性だけがワクチン接種をしていれば先天性風疹症候群を防げるというわけではないのだ。ワクチン接種していない男性も、知らないうちに周囲の妊婦や赤ちゃんを不幸にするかもしれないという意識を持って、積極的にワクチン接種をしてほしい。

また、妊婦が初めて「サイトメガロウイルス」や「トキソプラズマ」に感染することで胎児にも感染が及び、何らかの障害を持って生まれてくることがある。

サイトメガロウイルスは、子どもの唾液や尿に触れることや性行為などで感染すると言われる。第2子、第3子を妊娠中、上の子の食べ残しを食べたり、おむつ交換や鼻水やよだれの処理をしたりすることで感染する可能性があるということだ。同じはしやスプーンを使わないようにしたり、念入りに手洗いしたりするなど注意が必要だ。

また、トキソプラズマは家畜の肉や、感染したばかりのネコの糞や土の中にいる原虫で、生ハムやユッケ、馬刺しなどの生肉や加熱不十分な肉を食べたり、殺菌されていない乳製品を口にしたり、土いじりなどで感染する可能性がある。

知っていれば防ぐことができるかもしれないこれらの母子感染。前出の山中美智子医師も「赤ちゃんを守るために、また、後悔する母親が一人でも少なくなるように、しっかりとした知識を持って予防してほしい」と語る。

4　次の妊娠・出産に向けて

死産や流産、新生児死を経験した親たちの多くは、次の妊娠、出産をどうするか、悩む。今回、取材した「天使ママ」たちの中には、次の妊娠を考えることがただ1つの希望だった、という人も少なくなかった。お空にかえったあの子が戻ってきてくれるかもしれないと信じることで生きることができたという人、赤ちゃんを亡くした悲しみや恐怖を拭い去る方法は新たな命をこの手に抱くこと以外にないと思ったという人。一方で、次も死産や流産だったら……、次も子どもに病気があったら……と考えると怖くて妊娠をあきらめた人もいた。次の子を妊娠することは、亡くなったあの子への裏切りなのではないかと悩む人もいた。そして、妊娠がかなっても、「妊娠＝出産ではない」ことを知ってしまった女性たちは、10カ月間、不安でたまらない毎日を過ごす。

1章で紹介した神奈川県の真理子さんは、第2子の死産から5カ月後、再び妊娠した。

すぐに次の子を授かったら亡くなった息子がどう思うのだろうかと悩んだが、弟の誕生を心待ちにしていた長女を、「お姉ちゃんにしてあげたい」と思ったからだ。

望んで授かった命だったが、妊娠中は何度もおなかの中をぐちゃぐちゃにしたい衝動に駆られたという。

「私のおなかは息子が亡くなった場所。同じおなかで新たな命を育むという真逆のことをしなければならないことが、苦しかった」

出産までの10カ月間は不安な日々だった。何度も何度も、自分は亡くなる子しか産めないのかもしれない、と考えてしまった。そんなときはおなかをなでながら、赤ちゃんに向かって「生きて」と願った。でも、そう願うことが、死んで生まれた息子を否定しているような気もした。

こうした葛藤は、無事に出産することができたら、吹っ切れると思っていた。でも、今も消えないという。

2017年1月、次女を出産した。新たな家族が増えて幸せな生活をしているはずなのに、ふとした瞬間に、「この子は息子の死がなければまず生まれてこなかっただろう」と考え、複雑な気持ちになる。

街で3人きょうだいを見ると、私も本当は3人産んだのに……、と胸の奥が痛む。ただ、息子が元気に生まれていれば2人姉弟だったのかな、とも考えてしまう。

妊娠し、体内で感じていた新たな命を失う悲しみや恐怖は想像を絶する。それを何度も繰り返す人もいる。1章でも少し触れたが、厚生労働科学研究班の調査によると、妊娠歴のある女性の4割ほどが流産の経験があった。さらに、死産や流産を繰り返す「不育症」の患者も16人に1人の割合でいることがわかっている。

同研究班の集計によると、不育症のリスク因子は、子宮の形が悪くて赤ちゃんにうまく栄養が運ばれない子宮形態異常が7・8%、甲状腺の異常が6・8%、両親のどちらかの染色体異常が4・6%、自己免疫の異常で胎盤に血栓がつくられやすくなる「抗リン脂質抗体症候群」が10・2%、血液が固まって胎盤に血栓ができやすくなる「凝固因子異常（第Ⅻ因子欠乏症）」が7・2%などで、検査をしても明らかな異常が見つからない人は65・3%にのぼる。

一般的には、2回連続して流産や死産した場合は「不育症」と診断され、検査などをおこなって原因を探すが、3章で紹介した順子さんは、第1子の死産の原因を「不明」では終わらせなかったため、「不育症」だと気づくことができた。

死産後、医師から「原因不明です」と言われたとき、順子さんは「正直、ほっとした」

という。死産の原因が自分自身にあったとわかるのが怖かったからだ。だが、次の妊娠を考えて、別の医師にセカンドオピニオンを求めたところ、胎盤検査で血液循環が衰えている部分があったこと、へその緒の一部がねじれて変色していたことがわかった。医師からは不育症の可能性を指摘され、専門の病院での検査を勧められた。そして死産から半年後、不育症の1つ、「抗リン脂質抗体症候群」だと判明した。

血が固まりやすくなる病気で、血栓が胎盤にできてしまうと赤ちゃんに栄養がいかなくなり、流産や子宮内胎児死亡の原因になってしまうという。薬の服用や注射など正しく治療をすれば流産、死産を予防し、無事に出産できる。ただ、将来にわたって脳梗塞や心筋梗塞になりやすい体質のため、不育症の専門医からは「出産後も人間ドックなど定期的な検査を受けるように」と言われた。

順子さんは死産した後、天国に旅立った娘は自分に何かを伝えにやってきたのだろうか、と考えたことがあったという。その後に抗リン脂質抗体症候群という病気だとわかったとき、こう思った。「彩衣里《あいり》が私のおなかに宿ってくれたのは、このことを伝えに来てくれたのかな」と。

順子さんは、死産後に流産も経験し、2014年に第3子を妊娠した。妊娠初期から、血栓ができないように毎日2回、12時間ごとに自分でヘパリン注射を打つ。出産までに約

500本だ。大の注射嫌いだったが、「これで赤ちゃんに会えるなら」と思うと頑張れた。その後、切迫流産、切迫早産、羊膜下血腫《ようまくかけっしゅ》での緊急入院を経て、無事に男の子を出産した。2016年にも流産を経験し、2017年には第5子となる女の子を出産した。

「赤ちゃんの命を守れるのは母親です。そのことを教えてくれたのは彩衣里です。誇りを持って未来に生かしていきたい」

怖くてもつらくても、目を背けずに自分を知ること。それが次の命を守ることにつながる。

4章で紹介した都内在住のキミコさんも、不育症の治療をしながら、2017年に男の子を出産した。

40歳を過ぎて再婚し、夫婦とも子どもを望んだため、すぐに病院で不妊治療を始めた。妊娠はするものの、心拍を確認した後の流産が2度続き、大学病院で不育症の検査を受けたところ、抗リン脂質抗体症候群だとわかった。

43歳になった2014年秋、卵子と精子を採取して受精させてから子宮に戻す体外受精をして再び妊娠した。高齢出産のため出生前診断《しゅっしょうぜんしんだん》を受けたところ、おなかの赤ちゃんが染色体異常の可能性が高いという結果が出て、その後の検査で確定した。

産むか、人工妊娠中絶をするか。毎日泣きながら考えた。年齢のことを考えると、少しでも早く中絶をして次の妊娠のことを考えたほうがいいのかもしれない。でも、不妊治療を経て授かった大切な命。妊婦健診の超音波検査で我が子の姿を見たらいとおしくてたまらなくなった。

夫婦で話し合い、おなかの中で亡くなる可能性もあるというが、生まれてきてくれたら迎えてあげようと決めた。

万全の態勢で産むために準備を始めた矢先、妊婦健診で医師からこう告げられた。

「キミコさん、ごめんね。赤ちゃんね、生きてないの」

妊娠5カ月の安定期に入ったばかりの頃だった。入院し、2日間かけて子宮口を開く処置をして、薬で陣痛を起こした。その痛みは今までに経験したことのないほどだった。分娩室から病室に戻った後、あんなに苦しかったのに赤ちゃんは生きているわけじゃないんだと思うと、涙が止まらなかった。

亡くなった赤ちゃんは「モノ」として扱われるかもしれないと覚悟していたが、病院のスタッフは生きて生まれた赤ちゃんのように接してくれ、とてもうれしかった。棺に眠る長男を見て「かわいいね」と言ってくれて、足形を押したお誕生カードをプレゼントしてくれた。主治医は退院後の診察のときに、一緒に涙を流してくれた。

不妊治療を再開しようとしたが、これまで通っていた都内のクリニックからは高齢などを理由に遠まわしに断られ、新たに大阪のクリニックを見つけて毎週のように新幹線で通った。検査データを詳しく説明してくれて、治療について助言もくれる医師に出会えたことで不妊治療をもう少し頑張ろうと思えたが、自由診療で健康保険適用外のため、診察には毎回約1万円程度かかり、加えて新幹線の往復料金もかかる。しかも妊娠できる保証はない。帰りの新幹線の中で、お金をどぶに捨てているんじゃないか、と泣けてきたことも何度もあった。半年間通ったが卵子を取り出すことはできなかった。

その後、都内の別のクリニックで体外受精し、2016年5月に妊娠。うれしかったが、2度の流産に加えて死産も経験しているキミコさんは、「産めるイメージが持てなかった」という。不育症のため希望すれば通常の妊婦健診以外にエコーで赤ちゃんの様子をみてもらうことができたので、胎動を感じるまでは毎週のように健診に通って、医師に「生きていますか」と尋ねたが、それだけでは安心できず、胎児の心音を数値で確認できる心音計を購入して毎日のように確認した。

キミコさんは、抗リン脂質抗体症候群の治療で1日2回のヘパリン注射をする以外にも、糖尿病の持病があり、1日に3回食後にインスリンの注射も自分で打った。毎日の注射は合計5本。つらいとは思わなかったという。

「妊娠中はずっと不安だったから、赤ちゃんのために自分ができることがあることがうれしかった」

２０１７年2月、死産したときと同じ病院で無事に男の子を出産した。高齢出産に加えて、不妊症、不育症、そして糖尿病。キミコさんは自身の体と真剣に向き合い、たくさんのリスクを乗り越えて、新たな命を守った。

「不妊治療のクリニックの主治医や、産科の主治医やスタッフのみなさん、糖尿病の主治医や糖尿病専門看護師など、医療にかかわるたくさんの人たちがいてくださったおかげで、生きている赤ちゃんに会うことができました」

子育てに奮闘するキミコさんからのメールには、「高齢出産は生まれてからも大変！寝不足だし、体もあちこち痛くてしんどいですが、それが小さなことに思えるほど楽しく幸せな毎日を過ごせています」とあった。

5　新しい命へ

最後に、第1章の冒頭で登場した小花彩加《おばなあやか》さんのその後をお伝えしたい。

妊娠30週（8カ月）で亡くなった海羽《あまは》くんは、小さな小さな骨になった。

おなかを痛めて産んだはずなのに、私の赤ちゃんはいない。しばらくの間、彩加さんはその現実を受け止められなかったという。ふとした瞬間におなかをなでてしまう。そのたびに、もうここに赤ちゃんはいないんだ、と悲しみが増した。

あまちゃん、もう一度でいいから会いたいよ。

どうして私を置いていってしまったの。

毎日、泣き暮らした。

出産前に参加したママパパ学級で知り合った妊婦から、出産報告が来た。死産したことを伝えると「縁がなかったってことですよね」と返信が来た。あまちゃんとの絆《きずな》さえ断ち切るような言葉だった。他の人からの「まだ若いんだから」「次がある」の言葉も、励ましとは受け取ることができず、「誰もあまちゃんの代わりにはなれないのに」と心を閉ざした。

赤ちゃんや妊婦を見るのが怖くて、電車にも乗れなくなった。

毎日、お骨に話しかけていると、夫には「もうやめな」「おかしいよ」と言われた。夫婦げんかも増えた。「いつまでも悲しんでいられない。2人でうまく乗り越えないと」という夫の言葉に反発した。この人にはあまちゃんへの愛がない、と怒りもわいた。

いま振り返れば、夫も子どもを亡くしてつらかったのかもしれないと思えるが、当時はそう理解する心の余裕もなかった。結局、1年半後に離婚した。つらい時期を支えてくれたのは、一緒に悲しんでくれた両親や弟、友人。そして、ブログや「天使のブティック」の活動を通して出会った、同じ経験をした「天使ママ」たちだった。

死産して数カ月後。中学時代からの親友で、シンガーソングライターのTiAさんから「この曲に歌詞をつけてほしい。今の気持ちを好きに書いて」と言われた。ピアノの旋律は切なくて、でも温かかった。聴いているとあまちゃんの顔が浮かんできた。

晴れた日には手を振るから　空から手振り返してね
曇りの日は歌を歌うよ　聴こえたらほほ笑んで
小さな光儚くて　もらったものは大きくて　それはそれは愛しくて
いつかまた会えるよね　信じて感じて生きてくよ　ずっと
会いたいよ　お願い　いつもそばにいて

雨の日は泣けちゃうけど　涙をそっとぬぐい去って
虹が出たら　きっと幸せに暮らしてる合図だと
天国の道　星となって　命の絆繋いで　いつもいつも願うから
たくさんの想い出をありがとう　ありがとう　これからもずっと
誰よりも愛しい宝物だから

息子への思いを書き出してみたら、少し前を向けた気がした。それはＴｉＡさんの美しい歌声で「天使がわたしにくれたもの。」という歌になり、ＹｏｕＴｕｂｅで公開した。あまちゃんにしてあげられたことがほとんどなかった、と思っていた。だから、せめてこの歌が天国にいる息子に届いて、そして微笑《ほほえ》んでくれることを願った。

彩加さんは2016年春に亮介《りょうすけ》さん（37）と再婚した。あまちゃんの死産のこと、離婚のこともすべて理解して受け入れてくれた。あまちゃんの月命日も一緒に手を合わせてくれる。

結婚から1カ月半後に第2子の妊娠が判明した。いつもそばであまちゃんが見守ってくれている気がして、怖くはなかった。

2017年の2月、夫婦で経営する革製品のアトリエで仕事をしている時に破水した。アトリエの正面にある神社に「母子ともに、無事で帰ってこられますように」と亮介さんと一緒に祈って、タクシーに乗り込んだ。

車窓を流れる景色を見ていると、まるで過去にタイムスリップしていくような感覚に陥った。死産したときの光景がフラッシュバックする。痛みに悶《もだ》え苦しんであまちゃんを産んだ4年前のあの日。彩加さんは、不安を吹き払うように、「あまちゃん、お願いね、お願いね」と心の中で言い続けた。

病院へ着いたが、なかなか陣痛が起こらなかった。迎えた2日目の午後。「あまちゃん、本当にお願い」と本気で祈った瞬間、本格的な陣痛が始まった。その4時間後に生まれた。思わず叫んだ。

「生きてる？」

医師が答えた。

「生きてますよー。生きてます」

その言葉を聞いて、涙があふれてきた。直後に元気な産声も聞こえた。涙でにじんだ視界の先に、手足をバタバタさせて動いている赤ちゃんが見えた。

次男は、あまちゃんの「羽」の文字を継いで、「斗羽《とわ》」と名付けた。

＊

彩加さんに最初のインタビューをしたのは、彼女が斗羽くんを妊娠中のときだった。その後、無事に出産したという報告をもらい、もう一度話を聞かせてほしいとアトリエを再訪したとき、彩加さんが「ちょっと変な話なんですけど……」と言って、明かしてくれたことがある。

彩加さんは産後3週間で仕事復帰した。毎日一緒にアトリエに「出勤」する斗羽くんは、ときどき誰もいない方向を見て、きゃっきゃっと笑っていることがあるという。

「そんなときには、あまちゃんが弟と遊んでくれているのかなと思うんです」

彩加さんがスマートフォンでその様子を撮影した動画を見せてもらった。確かに、斗羽くんが斜め上を見上げて、誰かにあやしてもらっているかのようにニコニコと笑い声を上げている。

彩加さんは「心穏やかに育児ができているのはあまちゃんのおかげ」と言った。時折、遊びに来て弟をあやしてくれることもその理由の1つだが、斗羽くんがぐずったり、泣きわめいたりしていても幸せだと思えるのは、あまちゃんが大切なことを教えてくれたからだ。

この世界には戸籍にも載らない命があり、元気に生まれてくるということは本当に奇跡で、命は尊いのだということを。

「私も斗羽くんのように、あまちゃんのことを見えるようになりたいんですけどね」

彩加さんは、そう言うと、空を見上げて優しく微笑んだ。

おわりに

2016年の暮れから赤ちゃんの死をテーマに取材を始めて3週間ほど経った頃、私は第2子を妊娠した。障害のある長男にきょうだいをつくってあげたいと思っていたから、妊娠がわかったときは本当にうれしかったが、最初の妊娠のときのようには手放しで喜べなかった。自身の体験と今回の取材を通して、元気な赤ちゃんが生まれるということは奇跡なのだと痛切に感じていたからだ。おなかの中で少しずつ育っていく命の尊さを感じるほどに、赤ちゃんを亡くしたみなさんがどれほどつらい思いをされたのかと胸が締め付けられ、取材で語られる言葉はますます重くなっていった。

第1子が帝王切開だったことから、経腟《けいちつ》分娩はリスクがあるため、第2子は予《あらかじ》め日程を決めて帝王切開で産むことになった。出産場所は、長男を出産した個人産院ではなく、NICU（新生児集中治療室）のある総合病院に決めた。

出産前日に入院し、産科医の診察を受けたところ、「破水の兆候はないが、羊水がほとんどなくなっている」と指摘された。新生児仮死で生まれた長男の出産の記憶がよみがえり、不安に襲われた。幸い胎児の心拍数を計るNST（ノン・ストレス・テスト）では元気な心拍を確認できたが、すぐに緊急帝王切開で出産となった。

手術室の中で、次男は何度も元気な産声を上げた。長男のときには聞けなかった産声を聞き、涙が止まらなかった。だが少しして、「具合がちょっと悪くて」と、次男はNICUに運ばれて行った。それから20日間入院し、私は再びNICU通いと搾乳の毎日を送った。

出産は何が起きるかわからないこと、そして自分が思い描いていた通りにはならないことを、あらためて実感した。どうして自分はほかのママたちのように元気な赤ちゃんを産めないのか、と自分を責めた。こんなママでごめんね、と息子たちに申し訳なかった。

ただ、第1子がNICUに入院していたときのような孤独は感じなかった。次男の主治医が長男を救ってくれた新生児科医で、安心して治療をお願いすることができたことも大きかったが、それ以上に、この取材を通じて、つらい思いを抱えながらも前を向こうとする家族がたくさんいるのだと知ることができたからだ。

赤ちゃんの死をテーマに取材を始めるにあたり、最初に連絡を取ったのが「天使のブティック」だった。市販品にはない小さいサイズのベビー服や帽子をボランティアで製作している彼女たちの存在は、幼なじみの祐佳の話で知った。彼女も死産したとき、病院から勧められて、娘の和佳奈ちゃんに天使のブティックのお洋服を着せたのだ。代表の泉山典子さんが取材への協力をメンバーに呼びかけてくださると、15人もの人が手を挙げてくれた。そのほかにも追加でお話を聞かせていただいた人もいる。

私が話を聞くことで、我が子の死を思い出す苦しい時間を与えてしまうのではないかと思っていたが、みなさんからは「子どもの話を聞いてくれてうれしかった」「亡くなったあの子が今も私の中に生きているとあらためて気づけた」「自分の人生を肯定してもらえるような気がした」と言っていただいた。経験をだれかに語ること、それを共有することは希望にもなるのだと知った。泉山さんをはじめ、天使のブティックのみなさんの協力なしには、連載も本も実現しなかった。みなさんと、お空にいる天使たちに、心から感謝の気持ちを贈りたい。そして、次男の名前は、天使のブティックとのご縁をつないでくれた和佳奈ちゃんから1文字もらってつけた。

ただ、どれだけ時間が経っても暗闇から抜け出すことができず、とても取材には応じられないという人もいる。今回、そういった人たちの声は拾えなかった。読者のみなさんには、この本に書かれていることは赤ちゃんの死をめぐる物語のほんの一部であり、そのほかにもさまざまな悲しみや苦しみがあることも想像していただけたらと思う。

また、今回の取材では、神奈川県立こども医療センター新生児科部長の豊島勝昭医師にも大変お世話になった。同センターのNICUを初めて訪れたとき、そこに流れる空気がとても柔らかいことに驚いた。その答えを知りたくて、たくさんのご家族を紹介していただいた。豊島医師は、TBSドラマ「コウノドリ」で新生児科医・今橋貴之を演じる大森南朋《なお》さんが役作りの参考にしているという人だ。あれほどの激務にもかかわらず、NICU卒業生のフォローアップ外来にも時間をたっぷりとって、病気や障害のある子どもたちの退院後に続く長い人生も共に歩もうとしている。ドラマや漫画の中だけでなく、現実の世界にも、こんなにも温かいまなざしで患者や家族に寄り添う医師がいる。当事者の1人として心強く思った。

私自身は脳性まひの長男がNICU退院後、どこに相談すればいいのか、どんな支援が彼に必要でどう成長していくのか、病院も役所も誰も教えてくれず不安ばかり募った。子育てだけでも健常児以上に大変だというのに、それ以外にひとつひとつ自分で情報を拾い集め、どれが長男に有益なのか判断し、実行していく。今も手探りで進めている状況で、今していることが最善なのか自信がない。

障害のある子どもを育てる親たちの多くが、地図を持たずに見知らぬ土地に放り出されたような気持ちで「孤育て」している。それは医療と福祉が断絶しているからだ。神奈川県立こども医療センターのＮＩＣＵのように、退院児への支援にも力を入れる医療機関が増えることもありがたいが、私がお世話になった病院はＮＩＣＵが12床、ＧＣＵ（新生児治療回復室）は24床もあるのに常勤の新生児科医はたった２人だけ。多忙の中、息子たちの命を救ってくれた主治医には感謝ばかりで、今以上に何かを求めることはできない。医師らの負担を増やすのではなく、医療と福祉、保育、教育をつなぐ仕組みや人材が必要だと痛烈に思う。

この本の執筆に本格的に取り組んだのは、出産予定の１カ月前に産休に入ってからだった。長男が保育園に行っている日中や家族が寝静まった深夜に原稿を書き進めた。出産のために入院した病院や、ＮＩＣＵでの面会時間の合間にも書き続けた。取材ノートを読み返していると、みなさんの言葉がよみがえり、何度も涙が込み上げてきた。これらの言葉をたくさんの人に伝えたいという思いにかられた。

ただ、新生児の世話や長男のリハビリと本づくりを両立させるのは難しく、作業がなかなか進まない時期もあった。そんな私を温かく見守り、伴走してくれたのが編集部の同僚、大川恵実さんだった。「ＡＥＲＡ」での連載を読んですぐに「ぜひ書籍にしよう」と勧めてくれて、編集も担当してくれた。

また、産休・育休中にもかかわらず仕事を続けていた私を、嫌な顔ひとつせずサポートしてくれた夫や実家の両親がいなければ、この本を世に出すことはできなかった。心からありがとう。

そして最後まで読んでくださったみなさん、命が誕生することは奇跡の連続だということ、あなたもたくさんの奇跡が重なって生まれたのだということを理解していただけたらうれしい。妊娠出産を通して悲しい思いをする人は実は少なくない。つらい思いをした人たちを温かく支える人が1人でも増えてくれることを願っている。

私たちが生きる未来が、今より少しでもいい未来になりますように。

2018年春

深澤友紀

著者プロフィール

深澤友紀（ふかざわ・ゆき）
1978年生まれ、千葉県出身。青山学院大学国際政治経済学部卒業後、2001年に朝日新聞の若者向け新聞「seven」の創刊に携わる。2004年に琉球新報社に入社し、運動部、社会部、八重山支局長、整理部を経て、2012年に朝日新聞出版に入社し、以後アエラ編集部。北京パラリンピックやリオデジャネイロ五輪を現地にて取材。働き方や子育て、スポーツ、障害児・者、沖縄や平和について継続的に取材している。

カバー装丁　田中久子
カバー写真　東川哲也
インタビュー写真　小原雄輝
ＤＴＰ　Peace Design Studio

産声《うぶごえ》のない天使《てんし》たち
2018年3月30日　第1刷発行
2023年1月30日　第6刷発行

著　者　深澤友紀《ふかざわゆき》
発行者　藤井達哉
発行所　朝日新聞出版
〒104-8011　東京都中央区築地5-3-2
電話 03-5541-8627（AERA編集部）
03-5540-7793（販売）

印刷製本　凸版印刷株式会社

ISBN978-4-02-331614-0